U0219712

杨力教授讲心脏健康

杨力———— 编著

中国中医科学院教授、博士生导师
中医心血管病专家
中央电视台《百家讲坛》特邀专家

中国轻工业出版社

图书在版编目（CIP）数据

杨力教授讲心脏健康 / 杨力编著 . —北京：中国
轻工业出版社，2020.9
ISBN 978-7-5184-2972-1

Ⅰ.①杨… Ⅱ.①杨… Ⅲ.①心脏血管疾病—
养生（中医） Ⅳ.① R259.4

中国版本图书馆 CIP 数据核字（2020）第 068374 号

责任编辑：孙苍愚
策划编辑：翟　燕　孙苍愚　　责任终审：张乃柬　　封面设计：悦然文化
版式设计：杨　丹　　　　　　责任校对：晋　洁　　责任监印：张京华

出版发行：中国轻工业出版社（北京东长安街 6 号，邮编：100740）
印　　刷：三河市万龙印装有限公司
经　　销：各地新华书店
版　　次：2020 年 9 月第 1 版第 1 次印刷
开　　本：710×1000　1/16　印张：20
字　　数：450 千字
书　　号：ISBN 978-7-5184-2972-1　定价：78.00 元
邮购电话：010-65241695
发行电话：010-85119835　传真：85113293
网　　址：http://www.chlip.com.cn
Email：club@chlip.com.cn
如发现图书残缺请与我社邮购联系调换
190120S2X101ZBW

作者简介

杨力

中国中医科学院教授、博士生导师

中医养生专家

中国医易学创始人

中医心血管病专家

易经养生法开创者

中国象数科学提出者

中医疾病预测学创始人

北京周易研究会会长

中央电视台《百家讲坛》特邀专家

美国国际医药大学特聘博士生导师

纽约州执照针灸医师联合公会特聘教授

从事中医研究 45 年，主攻心脑血管病。近 10 年来，杨教授的数千场公益讲座深受老百姓的喜爱，曾多次在中央电视台、北京卫视、山东卫视、福建卫视、湖南卫视、辽宁卫视等进行中医养生及中医防治心脑血管病科普宣教。

从 20 世纪 80 年代起至今，杨教授著作累计字数已达 2000 余万字，其中学术著作有《周易与中医学》《中医运气学》《中医疾病预测学》等，奠定了她在中医学术界的地位；养生科普作品有《血管决定心脑健康》《教你活到 100 岁》《五谷杂粮养生粥》《抗霾养肺书》等，现已走进千家万户。

内容简介

对于养心，中医不同于西医的认识。中医认为，心是一个系统，有"心为君主之官""心藏神""百病皆由心生"等论述，认为心脑血管疾病和心系统受损有直接的关系。近年来，心脑血管病的发病率、病死率逐年上升，对我国的国民健康造成了很大的危害，而中医对于防治常见心脑血管疾病有着独到的优势。因此，我们有必要了解中医养心知识及各类心脑血管病的预防和治疗方法。

杨力教授在40余年学术研究中，从甲骨文里发现3000多年前中国人的高发病就是心脑血管病。而现代的"三高"（高血压、血脂异常、高血糖）更是严重地破坏心脏，让心脑血管病早发、高发，也让中国人的寿命面临着严峻的挑战。因此，有必要教授广大读者心脏保养以及防治心脑血管病的相关知识。

全书从"中医的心脏""中医养心大法""预防心脑血管病，首先要控'三高'""高发心脑血管疾病的中医治疗"等方面，详细阐释了心在人体中的重要作用，介绍了中医养心的特色方法，包括经络穴位、饮食药膳、传统功法、日常起居等方面，并针对多种常见病（如高血压、血脂异常、糖尿病、冠心病、心绞痛、肺心病等）给出详细的中医治疗方案。

保护心脏健康，刻不容缓！

　　3000 多年前的甲骨文中就已有"疾心"记载，2500 年前的《黄帝内经》就包括了心血管的主要疾病，说明在中国，心血管病已经猖獗几千年了，它一直在折磨着中国人。当今心血管病已经成了比癌症还要可怕的第一杀手，它夺去了无数人的生命。世界卫生组织已将心血管病列为"世界公共卫生的头号敌人"，尤其冠心病已被公认为"人类生命的第一杀手"。心脏在生命中的重要性如《黄帝内经》所说："主明则下安……主不明则十二官危。"所以，人人都要行动起来，保护好自己的心脏。

　　"三高"，即高血压、血脂异常、糖尿病，它们是破坏心血管的主要元凶。现在人们的生活水平好了，吃得好了，三高越来越高，心血管病也越来越严重，尤其心血管病越来越年轻化，让人堪忧。而且当今的心理高压同样让心血管不堪重负，所以保护心血管迫在眉睫。

　　本书从人的心脏功能，各种心脏疾病的演变及中医的治疗、预防、养护等方面全方位地做了深刻论述，还列举了治疗各种心脏病的杨力验方。全书通俗易懂，既是一部难得的医学专著，又是一部养护心脏的科普著作，给人以全方位的启示，特与广大读者分享。

　　最后，祝 14 亿同胞健康长寿，人人活过 100 岁！

2020 年春节于北京

第一篇
中医的心脏

同样一颗"心"，含义大不同

我们平时常说的心脏病多是就西医角度的心脏这一实体器官而言的。在西医中，心是一种形态器官，有迹可循。从解剖学上讲，心位于胸部左下方，在乳头附近，约为人的拳头大小。而中医认为，心不是一个独立的形态器官，在解剖学上也找不出一个具体的位置，它是一种功能器官。正所谓"（心）主血脉、藏神志，为五脏六腑之大主"，心可主宰人体生命活动、协调五脏六腑生理功能。

西医学中的心有形有用，而中医学中的心无形有用；西医学中的心可见，中医学中的心不可见，却又贯穿于生命活动始终。我们可以打这样一个比方，中医眼中的心是皇宫中的皇帝，西医眼中的心是在外征战的大将军。皇帝虽不在战场上，他的指示却无处不在，他的一个命令能够决定战场的进与退、战与和，也就是说，中医学中的心一旦功能失调，整个身体就会出现功能异常。而将军虽然在战场上的一个决定也能影响整个战局的胜与败，但将军同其他战士一样是征战的主体部分，是开辟领域的功臣。相对而言，西医的大脑才是灵魂所在之处，更像一国之君，而且有迹可循，是身体不可或缺的一部分。可见，中医学的心包括了西医的心与大脑的功能。

第一章　心为人体的君主

一 心为君主之官：心安则体健

"心者，君主之官也，神明出焉。"

——《黄帝内经·素问·灵兰秘典论》

中医认为，全身所有的脏腑中心是"君主之官"，是皇帝的位置。我们身体的各个部位在心这个"君主"的指挥下各自"分工合作"，维持正常的生命活动。

心主导全身器官

人体器官之所以能够顺利地进行生命活动，都是因为有心在主导。比如说肺是"宰相"，通过呼吸调动气来辅佐心；肝是"大将军"，为心冲锋陷阵、解毒救难；脾胃管"粮仓"，主要负责消化食物，给身体供给营养并贮存营养；小肠对食物进一步消化吸收；大肠向体外排毒；肾负责身体的水液调节；膀胱管水道，排尿液……这些都离不开心的主导。

那么心这个"君主"是怎么当上的，它究竟有什么功能呢？心成为"君主之官"，是由其强大的功能所决定的，很明显的一点就是，心通过不断跳动为全身带来能量，心停止跳动，生命也就不复存在了。

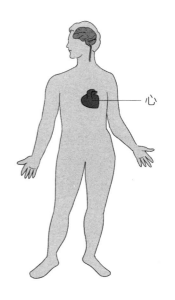

心

百病皆由心生

最早把心脏称为君主的，是中医典籍《黄帝内经》。《黄帝内经》把人体的五脏六腑命名为十二官，心为君主之官。它这样描述心："心者，君主之官也，神明出焉……故主明则下安……主不明则十二官危。"将我们的身体比作一个国家，身体能够正常进行生命活动都要靠心的统帅。

那"主不明则十二官危"是什么意思呢？大家都知道商朝的亡国之君商纣王，他宠幸妲己，酒池肉林，荒淫无度，搜刮民脂民膏，对黎民百姓乃至国家的重要官员都肆意杀戮。那他最终的下场是什么呢？国破家亡。身体也是一样，不好好保护自己的心，整日思虑过多、暴饮暴食、起居无度、运动不当，一旦超过其可承受的负荷，使心失去清明，导致所谓的"君主不明"，那么整个身体都会处在危险之下。

心脏不停地跳动，为人体各个部位提供养分，如果心脏出问题，其他器官必定会受到影响。心脏统领其他器官共同工作，确保人体能进行各种生命活动，如同皇帝管理文武大臣。"文武大臣"工作出现问题，人体就会生病，但归根结底是"皇帝"没有管理好。也就是说，心出现异常，会导致众多疾病的出现。所以中医有"百病皆由心生"的观点，认为调养身体需要从养心开始。

┤ **杨力提示** ├

《黄帝内经》对人体脏腑的描述

心者，君主之官也，神明出焉。肺者，相傅之官，治节出焉。

肝者，将军之官，谋虑出焉。胆者，中正之官，决断出焉。

膻中者，臣使之官，喜乐出焉。脾胃者，仓廪之官，五味出焉。

大肠者，传道之官，变化出焉。小肠者，受盛之官，化物出焉。

肾者，作强之官，伎巧出焉。三焦者，决渎之官，水道出焉。

膀胱者，州都之官，津液藏焉，气化则能出矣。

正常心脏的结构

人体的心脏形如桃子，大小相当于人的拳头，一般男性的心脏要比女性心脏大一些。

心脏位于胸腔内，膈肌（用于分隔胸腔和腹腔）的上方，两肺之间，前有胸骨及肋骨，后有食管和脊柱。以胸骨中线为界，一般人的心脏 2/3 位于身体正中线的左侧，1/3 在中线的右侧，在左胸前可以摸到明显的心脏跳动。也有极少数人是"右位心"（心脏主要位于右侧）。

成年人心脏长径 12 ~ 14 厘米，横径 9 ~ 12 厘米，前后径 6 ~ 7 厘米，重量约 260 克。心尖钝圆，大多数人向着左前下方。

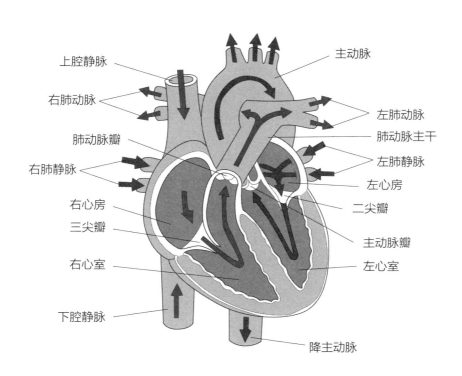

心脏主要由心肌构成，有四个腔：后上部为左心房和右心房，前下部为左心室和右心室。正常情况下，左右侧心腔不直接相通，心房中间以房间隔为隔断，心室中间以室间隔为隔断。同侧心房与心室之间有瓣膜，能控制心房和心室之间通道的开放或关闭，使血液定向由心房流入心室，不能倒流，右心房和右心室之间的瓣膜称为"三尖瓣"，左心房和左心室之间的瓣膜称为"二尖瓣"。右心室经过肺动脉瓣与肺动脉相通，左心室经过主动脉瓣与主动脉相通。

┤ 杨力提示 ├

心脏出现问题，血液运输就会受到影响

人体中各个器官的运行都需要养料，而运输养料的载体是血液，推动血液流动的力量是由心脏提供的。心脏犹如一个压力泵，把血液运输到人体的各个部位，让营养进入细胞中提供能量，以完成人体的各种活动，人才得以存活。心脏一旦出现问题，血液运输功能就会受到影响，导致很多器官出现问题，引发多种疾病。

心脏是如何跳动泵血的

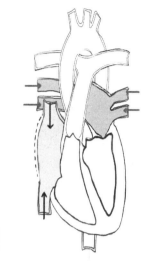

1

心室开始舒张，室内压迅速下降，当低于动脉压时，动脉瓣关闭。但此时室内压仍高于房内压，房室瓣仍关闭，心室容积不变，压力逐渐减小，称等容舒张期。

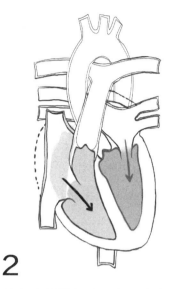

2

随着心室继续舒张，由于心室与心房内压力不同，房室瓣开放，血液快速充盈心室，动脉瓣仍处于关闭状态。

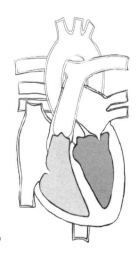

3

心室与心房压力差慢慢减小，血液充盈速度逐渐变慢，房室瓣开始关闭，此段时期称为减慢充盈期。

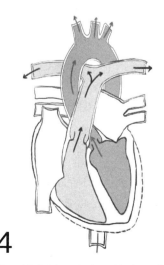

4

心室开始收缩，室内压快速上升，当室内压超过主动脉压时，主动脉瓣开放，进入射血期，血液从心室射入动脉。

二 心主神明：主宰人体生命活动

中医的心不单单指心脏这个器官本身，还指人体的感觉、精神等。

> "心主神。神者，五脏专精之本也。为帝王监领四方，夏旺七十二日，位在南方，离宫火也。有生之来谓之精，两精相搏谓之神，所以任物谓之心神者，心之藏也。"
>
> ——《备急千金要方·心脏脉论》

心：人体生理活动和心理活动的总指挥

心主神，主，就是管理。而神是什么呢？神有广义和狭义之分。广义的神，是指我们整个人体生命活动的外在表现，如整个人体的形象以及面色、眼神、言语、应答、肢体活动姿态，都包含在神的范围。换句话说，凡是表现于外的"形征"，都是机体生命活动的外在反映，也就是我们经常说的"神气"。《黄帝内经》所说的"得神者昌，失神者亡"就是指的这种广义的神。狭义的神，即是心所主之神志，是指人的精神、意识、思维活动，其不仅是人体生理功能的重要组成部分，在一定条件下，还能影响人体各方面生理功能的协调平衡。

在脏腑生理活动中，心就像一个"指挥调度中心"，心神正常，则各脏腑便协调合作，健康有序；若心不藏神，"指挥调度"不力，就会出现精神意识和思维的异常，可表现为失眠、多梦、神志不宁，或反应迟钝、精神不振、健忘等临床表现。

在心理活动中，中医认为心脏勤奋工作，承受外界的各种压力。心承受力强的人，则心胸豁达、坚强乐观，碰到"山重水复疑无路"的困境，也能积极应对，最终会"柳暗花明又一村"。心承受能力弱的人，则容易出现心跳、心慌、心烦、失眠多梦、精神不振，甚则癫狂、意识模糊等异常表现。神志疾病发作初期不影响正常生活，多隐藏于内心深处，平时外人不易察觉，只是会时而感叹，或开心，或郁闷；严重时可出现茶饭不思、寝食难安，影响正常生活。当然，人精神精力充沛，心情舒畅，也有利于心脏功能的发挥，能起到养心的作用。曾有报道说，原本性格温和的人做了心脏移植手术后性格完全改变了，变成了性情暴躁的人。美国医学家阿拉特拉斯博士也曾说："心脏实际上是一种具有思维能力的智慧脏器。"

西医认为大脑才是人体心理活动的主宰，思考、记忆全都靠大脑。但中医认为大脑也是需要心神来辅助的，没有心神，又怎能思考和学习呢?

为什么要养心安神

前面说了心主神明，心是五脏六腑之主，主管人的精神活动，所谓"主明则下安，心动则五脏六腑皆摇"。所以养心安神，对保持身心健康具有十分重要的意义。

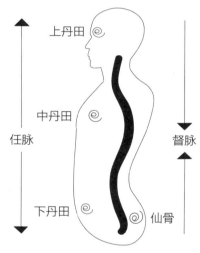

道家养生有一个三丹田学说，认为脑部为上丹田，是精髓的聚集处；心为中丹田，是神明的聚集处；少腹为下丹田，是精气的聚集处。

中国是个农业文明古国，对土地的认识很深刻，认为田是能够耕耘播种的，种下了种子就能够生长发芽。丹田就是能够生发出精、气、神的地方。气生于下丹田，神生于中丹田，精生于上丹田，中丹田还是精、气、神三个能量的转换之所。

道家非常重视三丹田养生，尤其是中丹田心神的保养，认为真正的长寿是达到"心神相守"。用现代话讲，就是要有质量的长寿。道家养心神的方法就是练静坐，通过练习静坐，让心神安宁（静坐的具体方法见下页图）。

现代医学发现，心神安定时人的脑电波非常稳定且有节律；此外，静坐还可以减少能量消耗，缓解疲劳。所以我们可以试着每天静坐 10 分钟，让自己心神安定。

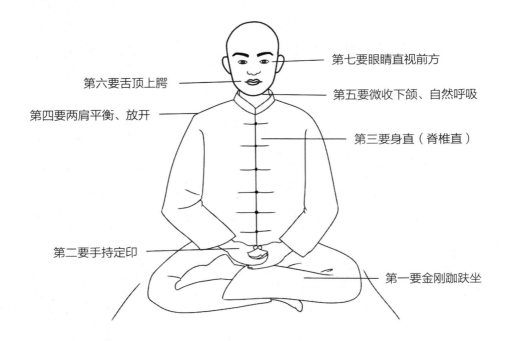

第七要眼睛直视前方

第六要舌顶上腭

第五要微收下颌、自然呼吸

第四要两肩平衡、放开

第三要身直（脊椎直）

第二要手持定印

第一要金刚跏趺坐

┤ 杨力提示 ├

一个人的气色好坏和心脏有直接联系

心脏功能差的人，往往精神萎靡、面无血色，就像秋天的枯草，毫无生机；心脏功能强的人，往往面色红润、神清气爽，就像是春天的草木，充满生机。所以说心脏不光主血，还藏神，心明则神明，人体健康。

三 心主血脉：是人体气血的发动机

> "心主身之血脉。"
>
> ——《黄帝内经·素问·痿论》

《黄帝内经·素问》中有记载："人之所有者，血与气耳。"就是说人体的五脏六腑、骨骼经络乃至毛发皮肤都必须依赖气血的滋养，没有气血就没有生命，而气血的根本来源就是我们的心。

心让血和脉紧密相连

心主血脉，包括主脉和主血两个方面。脉，即血脉，又称经脉，为血之府，即血液的居所。它是血液运行的通道，全身的血液都在脉中运行，依赖心脏的搏动输送到全身，川流不息，循环无端，发挥其濡养的作用。脉道是否通利直接影响血液的正常运行。所以说血脉是要通利的，只有血脉通利，我们的生命才能存在，生命的功能才能得到充分发挥。

心脏的正常搏动依赖心气

《黄帝内经·素问·痿论》中说"心主身之血脉"。因为血在脉中运行，不是像水一样从高到低的流动，所以，要有一定的动力，而藏之于心中的"心气"，就是推动血液循行的动力。现代医学亦认为心脏是血液循行的动力器官，这与中医学的"心主血脉""诸血皆归入心"的认识是一致的。

中医认为，心脏的正常搏动依赖心气。心气充沛，才能维持心力、心率和心律，血液才能在脉中正常运行，进而面色红润，脉象和缓有力。当然，血液的正常运行，也依赖血液本身的充盈，如果血液衰少，脉络空虚，同样会直接影响心脏的正常搏动。综上血液的正常运行，须以心气充沛、血液充盈、脉道通利为前提，如心气不足、血液亏虚、脉道不利，势必造成血流不畅，进而面色苍白，脉细弱无力，甚则发生气滞血瘀，出现面色灰暗，唇舌青紫，心前区憋闷、刺痛等。

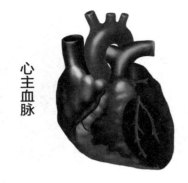

心气推动血液
在脉中运行 流注全身，发挥营养
和滋润的作用

心脉直接相连
互相沟通 血液在心和脉中
周而复始地流动

心主血脉功能失调与动脉粥样硬化的关系

心主血脉功能的失调与动脉粥样硬化有着密切的关系，心主血脉功能失调引发的症状与动脉粥样硬化的临床表现十分接近。中医讲的心主血脉理论，全面而准确地概括了心脏在血液循环过程中所起的重要作用。在心的主宰与控制下，以心气为动力，以血、脉为物质基础，血运行于脉中，濡养着五脏六腑、四肢百骸。如果心主血、心主脉的功能失调，会造成气滞血瘀、心脉痹阻、脉道不通，就可能发展为动脉粥样硬化。这就是为什么动脉粥样硬化的病位在脉壁，根本却在于心主血、心主脉功能失调。大量循证医学证明，动脉粥样硬化并不是老龄化的必然结果，可以应用药物进行预防与治疗。

有这样一位老年患者：男，70岁，5年来常常心悸、胸闷、气短。几乎每年都要住院1～2次，被诊断为心肌供血不足，西医采用了多种药物静脉注射治疗，但效果不明显。有一次，他来找我，我依据患者颜面、唇甲青紫及舌苔薄白、舌质淡紫、脉细涩，辨证为心气不足、气滞血瘀，诊断为胸痹，并根据益气养心、活血化瘀的治疗原则，开出了中药方剂：以党参、五味子、麦冬益气养心，兼以红花、桃仁、川芎、丹参活血化瘀，辅以薤白、瓜蒌、乌药、降香宽胸、理气、止痛。连续治疗3个月，患者颜面泛红，唇甲青紫消失，心悸、胸闷、气短的症状也没有了。还可以每天晨起散步，适当做一些家务，看看书。近几年他的身体很好，再也没住过院。这个就是中医心主血脉理论与临床实际结合的典型例子，体现了中医辨证论治的优势。

身体气血不调的警告信号

如果你的身体出现了下面这些症状，那就要注意了，因为身体可能已经气血不调了。

1. 面色苍白，唇色暗淡，疲倦无力，头晕耳鸣，脱发。

2. 失眠或睡眠质量差，白天犯困，心悸，胸闷，舌淡、胖大有齿痕。

3. 肢体酸痛麻木，手脚冰冷或莫名手心发热，食欲减退，恶心呕吐，腹胀腹泻，小便不畅，便秘。

4. 女性经期推迟或提前，或已过更年期尚未闭经；男性阴部坠胀不适。

怎样让身体的气血流通起来

如何让身体的气血流通起来呢？这里我教给大家一个很简单的养心顺气法，就是扭胳膊功。大家知道足部有身体各个脏腑的反射区，其实胳膊上也有。整个胳膊可以看成一个身体，手部是头、腕部是颈、肘部是腰。练习这个方法的时候，双手虚握拳，由手带动腕部和肘部，先向外尽力扭转 10 次，再向内尽力扭转 10 次。这套动作不拘时间，想起来就能做。经常做这个动作能够加快头、颈、腰及四肢的气血流通。

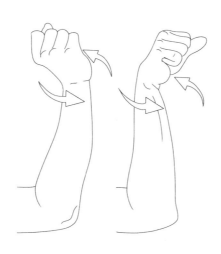

四 心阳与心阴：身心和谐的"天平"

> "阴阳者，天地之道也，万物之纲纪，变化之父母，生杀之本始，神明之府也，治病必求于本。故积阳为天，积阴为地。阴静阳躁，阳生阴长，阳杀阴藏，阳化气，阴成形。寒极生热，热极生寒，寒气生浊，热气生清。清气在下，则生飧泄。浊气在上，则生䐜胀。此阴阳反作，病之逆从也。"
>
> ——《黄帝内经·素问·阴阳应象大论》

退休后的老王，心脏出了毛病。他平时爱喝酒，起初喝完酒后会感到心慌、胸闷，后来总是怕冷、失眠、盗汗。我告诉他这是因为喝酒抽烟导致心阳虚，血脉阻闭，所以会出现心慌、怕冷的症状。我给他开了一些药，如人参、肉桂、麦冬、丹参、三七之类，并嘱咐他要学会调养心脏、增补心阳气，这样才能使症状减轻，降低心脏发病的概率。

大家熟悉的明星马季、侯耀文、高秀敏等都是因为心脏病离世的，其发病原因很大程度上是由于心阳不足，导致身体气血流动不畅，心脉不通。

何为心阳与心阴

讲到心阳，就要先讲一下阳气，阳气就像做饭的火，有火才能够将食物由生的变成熟的。万物有阴阳之分，人体内也有阳气与阴气的分别。《黄帝内经》中提到："阳气者，若天与日，失其所则折寿而不彰……阳者，卫外而为固也。"也就是说，人体的阳气像天上的太阳一般，如果天上没了太阳，地面也就万物不生；人若没有阳气，生命就会停止。阴气与阳气相对，就功能与形态来说，阴气指形质；就脏腑功能来说，则五脏之气均为阴气。阴气主静，阳气主动，阴阳和谐，动静有度，生命才能得以延续。

心阳和心阴是相对而言的，心阳是指心的阳气，是心气的体现，心阳过盛或者过衰都会引起心脏、血脉出现问题。心阴是心脏的阴液，和人体的肺、肾都有很大关系。心阴不足人会感到心烦意乱、失眠多梦、口干舌燥，就是我们常说的心阴虚证。所以心阳和心阴都要保持在一个稳定的状态，这样心才不易出问题，人体才更健康。

大到自然界，小到人体，都讲究阴阳平衡，阴平阳秘是最理想的状态。心这个君主之官指导全身的生命活动离不开阳的推动，同样也离不开阴的滋养。就像烧一壶开水，火是阳，水是阴，没有火，水不会烧开；而没有水，只有火，我们不仅得不到开水，还会把水壶烧坏。

心阴虚会出现哪些症状

那究竟在什么状态下人体容易心阴不足，阴虚火旺呢？一般来说，像久病体虚、思虑太过、情志不畅或心火太大都会过度消耗人的心阴，出现虚热内生、阴虚火旺的症状。心阴虚的人基本都有以下症状，大家可以"对号入座"，自我判断一下是否有心阴不足的情况。

1. 潮热，盗汗，面红，手足心热。

2. 口舌生疮，舌红少苔，口渴咽干。

3. 心烦，心悸，失眠，多梦。

另外，心阴虚和肾有着密切的联系，心属火，肾为水，水不上行，心火不调，水火失衡，最终导致心阴虚。所以，调心阴可从滋肾做起。

心阴虚者需要注意少劳累、少出汗，多吃滋养心阴之品，如用西洋参3克、麦冬3～5克、桂圆肉5～10个泡水喝，或吃些冰糖红枣小米粥、百合藕粉、银耳莲子羹等。

心阴是生命的"真水"，是"一点真水被包围在两火之中"，很容易被阳气耗掉，所以保养心阴非常重要。

心阳虚会出现哪些症状

心的阳气不足，人体的气、血、水等物质就无法正常气化，它们停聚在身体局部，导致一系列的阳虚症状。总体来讲，心阳虚乏容易出现以下症状：

1. 失眠，便秘，手脚冰冷，畏寒怕冷，胸口憋闷、刺痛，口舌发紫，尿少水肿。

2.精神萎靡，神经衰弱，反应迟钝，贪睡，懒言声低，面色苍白或青紫。

3.动则汗出，时常会有心跳加速、心悸的症状。

人为什么会出现心阳虚的症状呢？原因有很多，像久病体虚、思虑过度、过量服用药品、起居饮食无度等，都会导致心阳虚。阳虚则寒，气血流通无力，五脏六腑失养，人也就自然容易生病。一个人阳气充足，就有足够的热气来保护我们的身体，阳气是保护人体最结实的屏障，如果全身上下充满阳气，人是不会轻易生病的。要想不生病，必须保证心阳不绝，如此身体才能进行正常的生命代谢，整个人也就会焕发出勃勃生机。

许多得癌症的人，身体都偏寒，一到冬天手脚都是冰冷的。而癌细胞最喜欢的就是这样停滞的寒气，所以癌症到末期时，患者会出现身体寒极，腹水或者下肢积水。所以要想不得癌症，就要四肢不冷，也就是要振奋心阳。

有心阳虚症状的人，夏天尤其应该避免多出汗，以防伤了心阳，可用人参2～3克或西洋参3～5克泡水饮，或服生脉饮（人参或党参、麦冬、五味子）口服液。

五 心脑相通：心清则头脑明

> "心有血肉之心与神明之心，血肉之心即心脏。神明之心，主宰万事万物，虚灵不昧，实质为脑。心主神明，脑为元神之腑；心主血，上供于脑，血足则脑髓充盈，故心与脑相通。"
>
> ——《中医基础理论》

老马今年已经60多岁了，被心脏问题困扰了十多年，经常感到头痛、头晕，脑袋不清醒。最近他时常记不清东西放在哪里，自己刚做的事有时都想不起来，自己常说："人老了，脑袋不好使了。"心脏不好会影响大脑吗？大脑和心脏又有什么关系呢？为什么有些心脏病患者会出现头脑不清醒呢？其实中医认为脑和心是相互关联的，二者任何一方出了问题，都会影响另一方，这就是人们常说的"心脑相通"。

心脑相通，心通则脑明

中医的心，不单指心脏。心属火，主神明，有关思维、认知的这些功能都归心。在具体器官上，脑有思维的功能，中医认为脑也隶属于"心"的管辖。在中医里，肾主骨生髓，脑为髓海，在本质上脑需要肾精的滋养，而肾属水，肾水靠心火的引导才能上达脑部，滋养脑部。

《医学衷中参西录》说："心脑息息相通，其神明自湛然长醒。"心主神明，脑为元神之府；心主血，上供于脑，血足则脑髓充盈，故心与脑相通。喜怒哀乐能够通过心来表达，我们常用到的词如开心、心痛等都是情绪的表达。而有时我们会说头痛、伤脑筋，是大脑的感知，也是情感的表达，所以说二者是相互关联的。我们的思考依靠大脑，但大脑也需要营养，需要供血，而这些需要心脏来完成。心脏负责把营养物质通过血液运输到大脑，保证大脑正常工作。所以，我们感到头晕、头痛有时可能是心脏出了问题，导致输送到大脑的血液流速变得缓慢，供血不足，头脑自然不清醒。

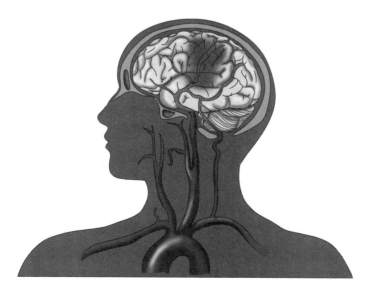

心脑相通示意图

所以要想头脑清晰、思维敏捷、逻辑合理，需要强大的心来帮忙，我们一定要学会养心，养心即护脑。

许多脑方面的疾病，都可以从心上找原因

我们常形容一个人的记忆力好，会说这个人脑子好使；有些人健忘，也会被认为是大脑出了问题，但其实这和心也有关系。心的功能正常时，我们会头脑清晰、思维敏捷，精力也会特别充沛。如果心的功能低下或异常，就特别容易出现一些精神方面的症状，比如说健忘等。

健忘指的是记忆力差，遇事容易忘记。导致健忘的原因除去脑部器质性病变外，这其实和心的功能好坏也有关系。心主血脉，为大脑提供血液，如果气血不通畅，那么大脑就不能得到充足的营养，记忆功能就会衰退，就容易出现健忘症状。中医认为"瘀血攻心，心血不足，则神气昏迷，脑则不明"，也阐述了健忘和心脏间的关系。尤其是老年人，因为年龄的缘故，心脏功能减弱，血管弹性下降，导致输送到大脑的血液减少，进而出现健忘、失眠、头晕等症状，严重时甚至可引发阿尔茨海默症。所以老年人出现了健忘的症状，可以考虑通过强心来改善。

现代医学上有所谓"植物人"的说法，是指脑组织受到严重损伤，基本失去知觉，但心脏仍在跳动，生命得以维持——即自主神经系统仍在运转。如果修复得当，还是有可能恢复正常的，有很多植物人就在亲人的关怀照顾下苏醒了过来。

心脑相连，脑不好也会反作用于心，影响人的神智和气血运行。不过这种情况比较少见，从日常保健来说，还是要多保养我们的心，心清则头脑自明。

养心补脑小方法：手梳头

这里告诉大家一个养心补脑的中医秘法，就是用手梳头。头为诸阳之会，所有阳经都会汇聚在头上，按摩头部就等于按摩了所有的阳经。

操作方法是：先用手略微用力揉后颈，使新鲜气血往头部流动，再用手指从额头向后脑勺梳头。梳头过程中遇到的小疙瘩都是经络不通的地

方，可在此处停下，多按摩一会儿。每天用手指梳头 10 ～ 15 分钟就可以了。不过要想效果好，一定要长期坚持，小疙瘩消失时，人体经络就会恢复通畅。

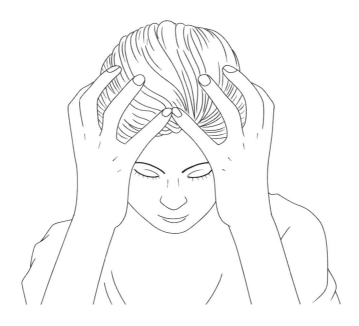

六 心与情志：心主喜

"喜伤心，恐胜喜。"

——《黄帝内经·素问·阴阳应象大论》

　　中医认为，五脏对应五种情感——心为喜，肝为怒，肾为恐，肺为忧，脾为思。也就是说，这五种情感分别归五个脏腑来管，如果某种情感太过，就会伤及所属的脏腑。比如说，太过思虑会伤脾，过于忧愁会伤肺，所以思虑过多又动不动爱忧伤的人，往往肠胃不好，会特别消瘦，还容易得呼吸系统的疾病。

过分兴奋，会损伤心气

同样的道理，心为身体的君主，主喜乐，人精神愉快，心气就舒畅，身体气血运行良好，人也会变得健康、有朝气。凡事都有个度，度把握不好，就会出差错，情绪也是一样。如果心这个君主大喜过望，就会"得意忘形"，伤了心气，使心气涣散，轻则出现喜笑不休、心悸、失眠等症状，重则影响神智，像《儒林外史》中的范进，就是因为过喜疯癫了。

《儒林外史》中写到，书生范进寒窗苦读，一直没考取功名，直到54岁侥幸中举，高兴得发了疯。中医认为范进的发疯是因为过喜伤心，痰湿上涌，痰迷心窍，而致疯狂。痰是内脏功能降低和血流减缓所产生的代谢物，它囤积于内脏或经络中，就会造成身体失调。范进中举发疯以后，他的老丈人胡屠户狠狠地打了他一巴掌，打得范进昏倒在地，吓了一大跳。范进平时就惧怕胡屠户，这一打反而清醒了，有利于除痰开窍，范进的病也就好了。这也体现了中医的心理治疗——用恐惧克制过喜，也就是中医理论中水克火的道理。

过分兴奋，易导致心脏疾病

生活中有许多老年人，特别是心脏不好的老年人遇到高兴的事情容易发生猝死，比如与儿女团聚，特别高兴，哈哈一笑就"高兴死了"。为什么会这样？

药王孙思邈说："喜伤心，精气并于心则喜。"心主喜，精与气在心中交汇就会生喜。如果心脏不好，心气就容易耗散，而过喜会加快这种心气的耗散，造成心气不足，影响心主血脉和心主神明的功能，人就容易出现心脑血管疾病。

人体的血压、心跳在情绪平和的情况下维持着平稳的节律，如果过于兴奋，血压会升高，心跳也会骤然加快，心脏和血管一时适应不了这种突然变化，会出现心脏供血不足或者血管破裂等问题，引起心肌梗死、脑卒中、心脏骤停等问题。人过中年，全身的动脉均会发生不同程度的硬化，情绪激动时身体能耗增加，心脏跳动剧烈，心肌相对供血不足，就会出现心绞痛甚至心肌梗死或心搏骤停。

所以，任何过分激动都是不可取的。对于喜与悲、兴奋与气愤、顺境与逆境、快乐与痛苦等，都应一视同仁，采取"冷处理"的方法，要善于自我调节情感，保持稳定的心理状态，一定不要超过正常的生理限度。

七 心与徵音：音乐养心之道

> "南方赤色，入通于心，开窍于舌，藏精于心，故病在五脏。其味苦，其类火，其畜羊，其谷黍，其应四时，上为荧惑星，是以知病之在脉也。其音徵，其数七，其臭焦，其液汗。"
>
> ——《针灸大成》

"百病生于气而止于音。"中医认为，音乐可以调理我们的情绪，并与脏腑之气产生共鸣，从而起到调畅精神、鼓动血脉和心脉的效用。在中国古代，音乐除了可以颐养身心、舒神静性，还是一种特殊的养生（治疗）方法。中医认为，音乐可以调养五脏、治疗疾病，就是所谓"一曲终了，病退人安！"

五音可疗疾

早在2000多年前，古人就提出了"五音疗疾"的理论，认为音乐具有中药的各种特性，如归经、寒热温凉、升降浮沉等。此外，中医讲究五行，将五脏与五行分别对应：心对应火，肝对应木，脾对应土，肺对应金，肾对应水。

由于中国古代的音乐只有角、徵、宫、商、羽五音，因此中医也赋予了音乐五行的属性，分别是：角对应木，徵对应火，宫对应土，商对应金，羽对应水。

五脏六腑与五行、方位、五音等对应关系图表

五脏	肝	心	脾	肺	肾
主	疏泄	血气	运化	宣降	精髓
藏	魂	神	意	魄	志
五行	木	火	土	金	水
方位	东	南	中	西	北
充	筋	脉	肌	皮	骨
华	爪	面	唇	毛	发
开窍	目	舌	口	鼻	耳
表里	胆	小肠	胃	大肠	膀胱
色	青	红	黄	白	黑
味	酸	苦	甘	辛	咸
嗅	臊	焦	香	腥	腐
音	角	徵	宫	商	羽

徵音入心，养护心脏

徵音相当于简谱中的"5"，徵调的风格欢快，轻松活泼，像火一样升腾，具有炎上的特性。中医认为徵调入心，对心血管的功能具有促进作用，对血脉瘀阻引起的各种心血管疾病也有显著疗效。

代表曲目

《山居吟》《文王操》《渔歌》等。

收听时间

中医认为，11～13时气血流至心经，19～21时流至心包经。心包戌时（19～21时）兴旺可清除心脏周围的外邪，使心脏处于良好状态。从心经、心包经所归属的时间能看到，徵音在午睡前收听较好，音量不宜过大，可起到较好的催眠作用，当然也可以在晚饭后收听。每日听1～2次，每次30～60分钟即可。

适合人群

心精气虚少，推动血液运行功能减低者，可见心慌心跳、面色无华、脉虚无力等；心血虚少，脉道不充者，可见心悸、面色口唇苍白；心血瘀阻者，可见胸闷胸痛。所以有失眠、多梦、精神萎靡、心慌、心胸憋闷、胸痛、烦躁、舌尖部溃疡的人都可以听听徵调。

配合穴位保健

每天用拇指按摩极泉穴（位于腋窝顶点，腋动脉搏动处）、少海穴（曲肘，当肘横纹内侧端与肱骨内上髁连线的中点处）、少府穴（位于手掌面，第4、5掌骨之间，握拳时小指尖处）3～5分钟，可清心除烦、改善睡眠、增强心脏活力。

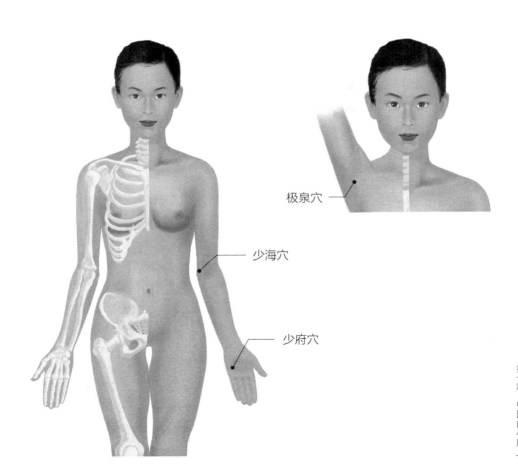

极泉穴

少海穴

少府穴

第二章　心与脏腑命运相关

一　心为火脏：人体有个圆，水火在上下

> "心为火脏，烛照万物。"
>
> ——《血证论》

人是由两种能量构成的，一种为阴，一种为阳。《黄帝内经》说："人生有形，不离阴阳。"那么，阴阳在人体内究竟是怎样一个状态呢？它们是怎样运行的？有什么规律呢？

生命就是水与火的统一体

人们形容两个相互矛盾的事物常说水火不容：水性寒，火性热。水往低处流，火往高处走；水属阴，火属阳，火碰上水，立刻就会熄灭。火大了，水就会被烧干，所以水与火是一对无法调和的矛盾。从物性角度来看水火是不容的，但生命的伟大之处就在于它超越了物性，调和了水火。中医认为人的生命就是水与火的统一体。因为有火，所以人的体温能维持在 36.5℃ 左右，不会太寒；因为有水，所以人的体温只能维持在 36.5℃ 左右，不会太热。

人体的火就是心，水就是肾

中医认为心就是人体中的火，是人体的太阳，中医说："心为火脏，烛照万物。"意思是说，心就像天空中的太阳一样，给大自然带来光明和温暖，如果失去了它，大地将一片黑暗，万物就不复存在。如果人体没有了火，血液流动就会停止，身体就会僵冷，生命就会消失。中医认为肾就

是人体中的水，是人体的雨露。万物生长靠太阳，雨露滋润禾苗壮，心像太阳一样温暖身体，肾像雨露一样滋润身体。在自然界中，雨水充足，树木就会生长。就像在人体中，肾水充沛，肝气才会升发。

人体中的水火是如何运行的

人体中的水火是如何运行的呢？人体中五脏六腑是上下分布的，肾在最下边，属水脏；心在上面，属火脏。按照物性规律，火应该往上升，水应该往下流，人体中的水火却是相反的，水往上升，火往下降。中医认为"人之有生，心为火居上，肾为水居下，水能升而火有降，一升一降，无有穷已，故生意存焉。"意思就是，人之所以有生命，就是因为水能上升，火能下降，不断循环。

在人体内，心火下降，温暖肾水。肾水被温暖之后，就开始往上升，从而使脾得到温暖。脾温暖之后，脾气上升，将一部分营养物质送到肺脏，再由肺协助向全身输布。肾属水、脾属土、肝属木，肾水上升，脾土得到了温暖之后，肝也得到了营养，它也要开始发展了，就像大地逢春，花草树木开始生长了一样，树木得到营养之后会往上长，肝气的发展方向也是上升的，它随着脾土之气上升，中医有句话叫"肝随脾升，肺随胃降"。

中医里肝脾之气都是从身体左边上升。有人会说，肝不是在右边吗，怎么跑到左边去了？这里说的是肝气，是一个功能系统，不单是指肝那个脏器。所以，人左边身体有病，常常是由肝脾之气，尤其是肝气上升不正常导致的。人的肝气不疏，左边胸部就会痛。当肝脾之气从左边上升到顶部之时，就会遇到心和肺。心属火、肺属金，心配夏天、肺配秋天，心火的特点本来是向上的，但由于有肺脏的存在，心火被带着向下行。肺气的特点是收敛，主肃降，就像大自然中，甭管夏天多热，遇到秋天，气机就开始往下降了。人体也是这样，心火遇见了肺气，就会掉头向下，一直降到肾中温暖肾水，使得肾水不至于过寒。而肾水随着肝木上升，到达心火的位置，使得心火也不至于过热，这叫"水火既济"。所以，如果这个运动过程被破坏了，那么心火就无法下降，憋在上面，大家就会看到上面热、下面寒的现象——口渴，眼睛红，口舌生疮，可下面的腿是凉的。

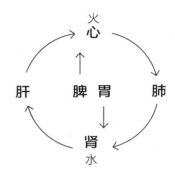

在肺气下降的同时，胃气也是下降的。在胃气下降的同时，肺气也随着下降，这就是我们说的"肺随胃降"。现在有好多的胃病，就是胃气上逆，都是气机逆行的结果。这个胃气和肺气的下降，是从右边下行的。所以，如果人体的右边有病，就要考虑一下气机下行是否遇到了麻烦。脾土左升，肝气和肾水都随着升；胃气右降，肺气和心火随着下降，这不正是一个左边升、右边降的圆圈吗？在这个圆圈里，脾胃一阴一阳，就是中心的轴，一切都是围绕着它们来转。所以我们说：人体里面有个圆，水火在上下。

中医认为疾病源于阴阳失调，人体内阴阳的运动就是水火的运动，落到实处就是这个圆周运动。身体内的圆周运动出了问题，人就会出问题。这个时候就要使用药物、推拿、针灸等方法来调畅气机，让它们恢复正常运行，人体就会恢复健康。

┤ 杨力提示 ├

心病为什么容易在冬天及夜晚发作

心是火脏，心与天之火气相应，因为水克火。冬天和夜晚属水、属阴、属寒，所以心病容易在这些时间发作。这就提示心气虚者，尤其应注意在冬天的夜晚保暖防寒。

■ 心与肺：肺气不足则心血不畅

> "诸血者皆属于心，诸气者皆属于肺。"
>
> ——《黄帝内经·素问》

65岁的老段，年轻时在煤矿上班，负责煤块装卸，除了一只口罩外，没有其他防护工具，煤屑粉末很容易吸入体内，导致他常咳嗽，而且经常胸闷。辞去工作后，老段的毛病一直没好，还越来越严重，不仅气短、胸闷，时常还伴有心痛、呼吸困难等症状。后来老段来到医院，诊断结果为肺部功能衰弱导致的心衰。肺与心究竟有着怎样的关系呢？肺出了问题会引发心脏疾病吗？

心与肺的关系

生活中，心和肺的关系密切，人们常常挂在嘴的"没心没肺""撕心裂肺"，足见心与肺的特殊关系。这种关系在中医理论中就是心主血与肺主气之间的相互依存、相互为用的关系。

从心主血对肺主气来说，心推动血液运行，一方面，能维持肺司呼吸功能的正常进行；另一方面，血是气的载体，气附于血而运行全身，从而使肺能实现主呼吸之气和主一身之气的功能。

从肺主气对心主血来说，肺主气，司呼吸，朝百脉，能促进、辅助心脏推动血液运行，是保证心血正常运行的必要条件。

联结心之搏动和肺之呼吸的中心环节，主要是积于胸中的宗气。人体在肺司呼吸的作用下形成宗气以养心，促进心脏推动血液运行的功能；心血运载宗气以养肺，以维持肺脏司呼吸的功能。所以，宗气具有贯心脉以行气血和走息道以司呼吸的功能，能够强化血液循环与呼吸之间的协调平衡关系。

心肺相通，气足则心明

五行中心属火，肺属金，火能克金。我们知道肺在心上，外界的气体首先要进入人体的肺部。如果心火不旺盛，心阳不足，那么肺部就很容易受到病邪侵袭，人就容易感冒、咳嗽。肺主气，如果气不行，那么血自然不畅，血液流通出现问题，人体自然会生病。所以说心肺是互相影响的，只有心肺相通，气足血畅，才不容易患病。

肺气不足、血脉不畅的人往往脸色苍白、手脚发凉、舌苔淡白，所以有此类症状的人一定要注意，尤其是三种症状都有的人更要引起重视，不然很容易导致血行不畅，诱发心血管疾病。

此类人平时在饮食上要注意，冷食要适量。可以偶尔饮用一些生姜水，不仅能够驱寒保暖，还能提升肺气，促进血液流动。

心肺两脏的互相影响

病理方面，心与肺的病变可以相互影响。如果肺气虚弱，宗气生成不足，使血行无力；或肺失宣降，气机不畅，使血行受阻，就会出现胸闷、心悸、唇青、舌紫等症。反之，心气不足、心阳不振，血行不畅，影响肺的宣发肃降，会出现咳嗽、气喘等症。

如何补肺气、养心血

肺气与心血相互为用，在补气的同时也在补血，二者是互通的。中医补益肺气时经常搭配补益心血的药物，如当归、红枣等，也是因为血能旺气。同样，心血亏耗日久，也会导致肺气亏虚，所以在治疗心血不足的病症时，在补益心血的同时也会加上补益肺气的药物，如太子参、黄芪等。

三 心与脾：脾损心阳，手脚冰凉

> "脾气入心而变为血，心之所主亦借脾气化生。"
>
> ——《中医基础理论》

王女士今年30岁，在一家公司做行政管理工作。她身高165厘米，体重却只有40多千克，从小到大一直很瘦。王女士平时饭量很小，对油腻的食物比较反感，还时常伴有失眠、头晕、多梦等症状。她毕业后原本做的是业务员，但长期奔波其瘦弱的身体不能承受，所以改为从事行政管理工作。她曾多次去医院做检查，医生说她脾胃不好，在饮食上要注意，还为她开了养胃护心的中药。她有些摸不着头脑，脾与心之间是什么关系呢？

心与脾的关系

心与脾的关系，主要体现在两个方面：一是血液生成的相互依存关系，二是血液运行的相互协同关系。

血液生成方面，心主血，心血供养脾，维持脾的正常运化；而脾主运化，为气血生化之源，脾运正常，则化生血液功能旺盛，保证心血充盈。

血液运行方面，心主血，推动血液运行不息；脾统血，使血液在脉中运行而不致逸出于脉外。心脾协同，则血液运行正常。

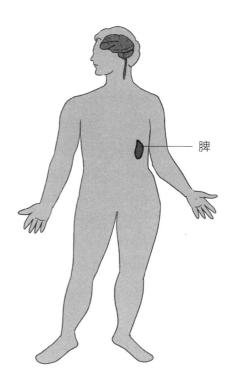

脾

心事过重会导致心气郁结

食物要经过脾的运化才能变成营养，然后通过血液供养全身。如果一个人心事过重，就容易损伤心血；而心血不足就会影响脾的运化，人体就会少食、乏力。短时间的心事过重并不会对人体造成太大影响，但时间长了就会导致心气郁结，血脉不畅，脾胃无法得到血液的滋养、消化功能自然不好，人往往会厌食、变瘦。

手脚发凉要注意

一些人即使在夏天也会感觉手脚发凉，这可能就是脾虚或血虚引起的症状。我们知道，脾负责运化人体内的营养物质，并输布全身，如果运化功能差，营养不能及时在全身输布，就容易生湿酿痰，导致手脚发凉。脾弱则心血不畅，心脏就会受到影响，所以说手脚冰凉的人很可能是脾功能较弱的表现。

手脚发凉的人平时在饮食上和个人生活习惯上要注意防寒保暖，随时增减衣物，少吃辛寒之物。

心脾两脏的互相影响

病理方面，心脾两脏的病变可以相互影响。如心血不足，不能供养脾脏，或思虑过度，使脾失健运，就会出现心悸、失眠、多梦、食少、腹胀、便溏等心脾两虚证。反之，脾气虚弱，运化无双，则心血的化源不足，或脾不统血，失血过多，亦会导致心血不足，最终出现食少、腹胀或慢性出血、面色无华、心悸、失眠、多梦等病症。

如何健脾养心

这里教大家一个通过保养脾胃来养心的方法：艾灸足三里。足三里是人的保养大穴。古人说，艾灸足三里相当于进补一只老母鸡，对身体有很好的补益作用，且没有不良反应，不会出现虚不受补的情况。脾胃不好的人艾灸足三里的时候会感觉全身都暖洋洋的，好像刚泡完热水澡，很舒服。脾胃是后天之本，把后天之本保养好了，就相当于一辆维护得当的好车，自己想去哪里就去哪里，不会担心它中途掉链子了。另外，脾胃气血充沛了，心血就会旺盛。所以艾灸足三里能起到健脾养心的作用。

艾灸足三里穴

〔取穴〕在小腿前外侧，外膝眼下3寸，距胫骨前缘1横指（中指）处。

〔操作〕点燃艾条，对准足三里穴，距离穴位1.5厘米远施灸，每次灸10分钟。

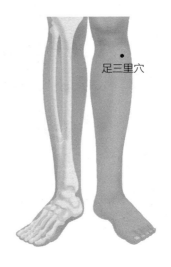

足三里穴

四 心与肝：火大伤肝更伤心

老李今年 60 多岁了，因为经常喝酒的缘故，他的肝脏不太好，还因为喝酒住过两天院。打那以后，老李开始限酒了，但一直没戒掉。一天，他突然感觉胸口隐隐作痛，赶紧到医院检查。医生告诉他，他得了冠心病。老李不明白，自己之前只是肝脏不好，怎么还患了心脏病呢？听了医生的讲解才明白，原来肝和心密切相关，肝脏出问题时会影响心脏，进而诱发心血管疾病。

心与肝的关系

心主血而藏神，肝藏血而舍魂。因此，心与肝的关系主要体现在血液运行与神志两方面，是既相互依存又相互协同的关系。

血液运行方面，心主血，肝藏血。心血充盈，心气旺盛，则血液运行正常，肝才能有血可藏；肝藏血充足，并随着人体动静之不同进行调节，则有利于心推动血液运行。正如王冰注《素问·五藏生成篇》中说："肝藏血，心行之，人动则血运于诸经，人静则血归于肝脏。"心肝协同，血液运行才正常。

精神情志方面，心主神志，肝主疏泄，皆与精神、情志活动密切相关。如《类经》说："神藏于心，故心静则神清；魂随乎神，故神昏则魂荡。此则神魂之

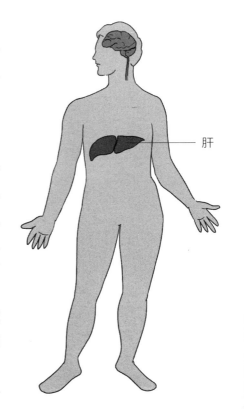

肝

义，可想象而悟矣。"心神正常，则有利于肝主疏泄；肝疏泄正常，调节精神情志活动，则有利于心主神志。心肝两脏相互依存、相互为用，维持正常的精神情志活动。

心与肝在病理上的相互影响，主要反映在阴血不足和神志不安两个方面，会出现心肝火旺和心肝血虚。

心火旺则肝火大

"莫生气，易伤肝"，这是我们常说的一句话，还有个成语叫"大动肝火"，这都说明生气动怒对肝脏有影响。生气时心火旺盛，肝阳上亢，交感神经过度兴奋，血液中肾上腺素和去甲肾上腺素增多，导致气血上行，心脏负担加重。而心肝相通，肝火旺必定导致心火旺盛，就很容易出现心脏问题。所以说，保持愉悦的心情很重要，心情舒畅，肝火能够得以平熄，心血自然就会顺畅。

心肝两脏的互相影响

在血液和精神情志方面，心肝两脏往往相互影响。如心血不足，则常可导致肝血不足；反之，肝血不足，亦可导致心血不足，二者常互为因果。临床常见面色无华、心悸、头晕、目眩、爪甲不荣、月经量少色淡等心肝血虚症。心神不安，可导致肝失疏泄，或因情志所伤，亦可导致心神不安，临床出现心烦、心悸、失眠、急躁易怒或抑郁不乐、胁肋疼痛等病症。

当肝出现病变的时候，人体往往表现为心悸乏力、胸闷不适、心烦急躁等症状。这是因为中医里肝属木，心属火。大家知道木头是可以生火的，所以肝不好，心火自然不能旺盛，就会表现为心悸乏力、胸闷气短等症状。

另外，需要提醒大家：许多肝脏疾病，例如肝硬化、肝炎、急性病毒性肝炎、肝功能衰竭等，都容易引起心脏病。而心脏疾病也可影响肝脏，如心衰时肝功能化验的轻度异常，心源性缺血性肝炎，瘀血性肝纤维化，心源性肝硬化等。由此可以看出，肝和心之间存在着密切联系，当肝脏出现问题时，一定要记得查一查自己的心脏。

如何养心补肝

如果由于肝胆气虚、肝失疏泄而出现心悸乏力、一侧胸区憋闷、懒言少语、失眠多梦等症状，可以通过推脚背的方式来改善。在脚背侧第一、二趾跖骨连接部位有肝经的太冲穴和行间穴。太冲穴是肝经的原穴，在足背，第1、2跖骨间，跖骨结合部前方凹陷中。多按按就会有很好的增强肝经气血运行、疏肝理气的功效。行间穴是肝经的荥穴，在五行属火，在足背第1、2趾间，趾蹼缘的后方赤白肉际处。从太冲穴直接推到行间穴，就相当于把源源不断的肝气供给到心里去，自然能够改善心的虚证。这个方法很简单，每天晚上睡觉前先用热水泡脚20～30分钟，泡好后从太冲向行间推揉，单方向重复，每侧持续3分钟。推的时候使一点劲，以能产生酸胀甚至胀痛的感觉为宜。

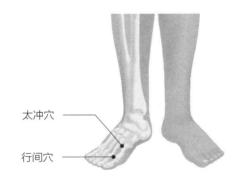

太冲穴

行间穴

┤ 杨力提示 ├

长时间心悸乏力，一定要重视

现在许多人都会有心悸乏力的现象，心悸就是在没有运动或受刺激的情况下，心中悸动不安，甚至能感受自己的心跳。乏力就是平时浑身乏力，做事提不起精神。很多人认为这是亚健康，不太在意。如果只是短时间身体劳累或情绪激动才会有这种症状，的确无须在意。但是如果长时间有这种症状，就说明自己心的状况较差了，若不注意及时调理、治疗，发展下去可能会导致心肌梗死、冠心病之类较严重的心脏病变。所以，如果长期有心悸乏力症状，大家一定要引起重视，及时治疗。

第一篇 中医的心脏

五 心与肾：心肾不交易失眠

张先生今年40岁，是一名讲师，平时喜欢喝酒。每当晚上下班无事，就经常和同事到小饭馆喝上几口，若话语聊得投机，喝酒更是难以控制。回到家中，常常带着醉意与妻子行房事，不知节制。最近张先生讲课的时候总感觉腰酸背痛，下肢出现了水肿，睡眠质量也越来越差，偶尔还会有心慌的症状。去医院做了全面检查，检查结果是早期肾源性心脏病，张先生一下傻了眼。

心与肾的关系

肾为先天之本，肾精充盛可祛病延年。心与肾在生理上的关系，往往称之为"心肾相交""水火相济"。心肾相交理论的形成，是从阴阳、水火关系逐步发展起来的。《黄帝内经》首先提出："水火者，阴阳之征兆也。"华佗在《中藏经·阴阳大要调神论》中提出："火来坎户，水到离扃，阴阳相应，方乃和平。"认为坎离（肾心）水火相通。

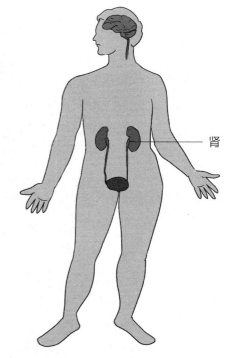

肾

唐代孙思邈根据《易经》水火既济与水火未济两卦的含义和中医心肾的五行归属及心肾两脏的生理关系，在《备急千金要方》中提出："夫心者火也，肾者水也，水火相济。"明代周子干在《慎斋遗书·阴阳脏腑》中明确提出心肾相交，并对其机理做了说明："心肾相交，全凭升降。"从升降关系来说，位于下者，以上升为顺；位于上者，以下降为和。

《黄帝内经·素问·六微旨大论》说："升已而降，降者谓天；降已而升，升者谓地。天气下降，气流于地；地气上升，气腾于天。"可见，心肾相交是对心肾两脏之间相互滋生、相互制约的生理功能的高度概括。它包括心肾之间的水火既济、阴阳互补、精血互化、精神互用等内容。

心肾水火既济

心在五行属火，位居于上属阳；肾在五行属水，位居于下属阴。心火必须下降于肾，温煦肾阳，使肾水不寒；肾水必须上济于心，滋助心阴，制约心火使之不亢。心肾水火相交既济，从而使心肾两脏的生理功能保持协调平衡。如前例中的张先生就是长期"心肾水火未济"导致的疾病，他时常大量喝酒，容易鼓动心火上升，酒后又频繁行房事，容易损伤肾精，时间一长，肾水不能上升，心火不能下降，就容易生病。

心肾阴阳互补

在生理情况下，心阴与心阳、肾阴与肾阳之间互根互用，使脏腑阴阳保持着协调平衡。而心与肾两脏的阴阳也存在着互根互用关系，心之阴阳能补充肾之阴阳，肾之阴阳能补充心之阴阳，从而使心肾阴阳保持着充足与协调平衡。

心肾精血互化

精和血都是维持人体生命活动的必要物质，且精血之间可以互生互化。心主血，肾藏精，心肾精血之间也存在着相互滋生、相互转化的关系，这也为心肾相交奠定了物质基础。

心肾精神互用

心藏神，为人体生命活动之主宰，神可以益精。肾藏精，精生髓充脑，脑为元神之府，积精可以全神。明代戴思恭在《推求师意·怖》中说："心以神为主，阳为用；肾以志为主，阴为用。阳则气也、火也，阴则精也、水也。凡乎水火既济，全在阴精上承，以安其神；阳气下藏，以定其志。不然，则神摇不安于内，阳气散于外；志惑于中，阴精走于下。"清代名医马培之说："心主藏神，肾主藏精，精也者神之依，如鱼得水。"因此，心肾精神互用，亦为心肾相交之意。

心肾不交，从失眠开始

心在上，肾在下；心属火，而肾属水。肾需要心的滋养，得到了心火的温暖，肾才能不寒；肾在下方为心提供肾水，以滋养心阴，防止心火过旺。如果心肾不通，就会导致肾气不足，心脏也无法得到滋养，就会出现失眠、腰酸背痛等症状。

心肾两脏的互相影响

在病理变化上，心肾病变可以相互影响。例如心阴不足可导致肾阴不足，肾阴不足亦会加重心阴不足。心阴不足可导致心火偏亢，肾阴不足可导致相火偏亢，从而产生心肾阴虚火旺的病变，称之为"心肾不交"，表现为心悸、心烦、失眠、多梦、耳鸣、腰膝酸软，或男子梦遗、女子梦交等。又如肾阳虚损，不能温化水液，阳虚水泛，上凌于心，称之为"水气凌心"，可见畏寒、面色白、水肿、尿少、心悸等症。又如心血不足，血不养神，肾精亏损，脑髓空虚，产生心肾精血亏虚、神失所养的病证，称之为"心肾亏虚"，出现健忘、头晕、耳鸣、失眠、多梦等症。

如何交通心肾

心肾不交者，可用取核桂圆9个，莲子、红枣各5颗，枸杞子10克，一起泡水喝。这4种食材养心安神，补益肾精，温补气血，常喝此茶能够达到交通心肾，让身体水火相交的目的。

另外，还有一种花椒、桂圆、艾绒敷肚脐的方法。取桂圆肉1颗，花椒7颗，一同碾成细末，加上3年以上的陈艾绒少许，一同打烂搅拌均匀，使三者充分融合即可。一次制成的药量可以供2次用。使用的时候取一半的药，揉成团，睡觉前放在肚脐里就可以了。

此方中桂圆补心益气、养心安神，花椒温中散寒、除湿止痛，艾绒通经活络、行气活血。肚脐即神阙穴，可使身体直接与外界相连，使身体充分吸收三者药效，坚持一段时间后身体就能达到心肾相交、水火相济的状态，还能有效缓解各种胃肠病，人也会吃得香、睡得好，身体自然也就健康了。

六 心与肠："心肠不好"，肩膀疼痛

"心应脉。皮厚者脉厚，脉厚者小肠厚；皮薄者脉薄，脉薄者小肠薄。"

——《黄帝内经·灵枢·本脏》

老郭今年不到 60 岁，是一位长途汽车司机，平时早出晚归，非常辛苦。长时间的端坐让他疲惫不堪，而且每天饮食又不规律，导致老郭患上了胃肠病。但最近这些天，老郭偶尔会感到胸口发闷，心跳不稳定。他马上去医院检查，结果显示心脏功能差。老郭不解，这肠道和心脏又有什么关系呢？肠胃不好还会伤害心脏吗？

心与肠的关系

人们形容一个人善良，会说他"心肠好"，那么心与肠到底有什么关系呢？我们知道心是人体的君主，掌控人体血脉运行，其下属经脉四通八达。小肠的主要功能是吸收、分泌和消化，食物中的营养物质被小肠吸收，经过毛细血管运输至全身。所以说心下属的经络和小肠的经络是相互连接的，二者是互相影响、相互调节的关系。心为里，小肠为表，表里相互关联，形成血脉循环。心和小肠的关系很密切，心好则小肠功能就强，小肠功能强则心功能就稳定。心肠密不可分，故有"心肠好"的说法。

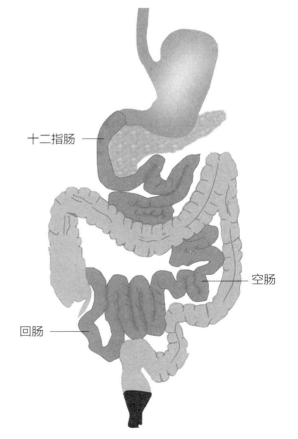

十二指肠

空肠

回肠

肩膀疼痛和小肠、心脏的关系

中医认为，"心肠不好"的一个表现就是肩膀疼痛。许多人不理解，肩膀和小肠以及心有什么联系呢？从经络上来看，心的经络在手臂的内侧，小肠的经络沿着手臂一直到头顶，所以说肩膀疼痛和小肠、心都有关系，这也是一些心脏病患者有时会感到手臂、肩膀疼的缘故。

小肠与心均属火，为人体提供热量，小肠异常可以通过心脏反映出来，反之亦然。且小肠主吸收营养，与心主血有密切关系。所以许多人把小肠看成是人体的"第二心脏"，这也是有根据的。

心与小肠的互相影响

若心脏火气过盛，人体口舌干燥，小肠也会出现热证，引起消化问题，表现为口臭、腹胀等症状；如果小肠过热，也会顺经络上传至心，表现为心烦气躁、舌干等症状。所以说心和小肠的关系很密切，心好则小肠功能就强，小肠功能强心的功能就稳定。

如何养心护肠

养心护肠，有一套简单的"心肠操"，自己在家就能做，而且不需要他人帮忙。具体做法是：

选择一块空地，最好清静且空气流通。身体站直，双脚与肩同宽，双手平端于肚脐处，掌心向上；调整呼吸，让身体放松；双手沿着腹部逐渐上升，举过头顶，然后翻掌，这个动作可反复做 10 次；然后双手叉腰，双腿分开不动，顺时针转动腰部 10 次，再逆时针转动 10 次；这时将双手掌心捂在腹部，轻揉此处，顺逆交替，各揉 10 次；接着用空拳敲打左右胸部，各 20 次，并逐渐向下，敲打后腰部、臀部、大腿以及小腿；最后身体缓缓直立，调整呼吸。

在做心肠操时一定要均匀呼吸，敲打力道的强弱可因人而异，每天坚持做，对心脏以及肠胃都有保护作用。需要注意的是，心肠操尽量不要在过饱状态下进行。

第三章　心与五官息息相关

一　心"其华在面"：面子问题关乎心

> "心者，生之本，神之变也；其华在面，其充在血脉，为阳中之太阳，通于夏气。"
>
> ——《黄帝内经·素问·六节脏象论》

中医称头为"诸阳之会"，头部是所有阳气聚集的地方，而阳主热、主动、主充盈。人全身哪一块儿曝露在外面的时间最长？毫无疑问是头。所以头部最耐冻，也最容易"发烧"，最能反映气血充盈状况。另外，面部的皮肤比较薄嫩、血络丰富，所以最容易从中观察到人体气血状况，反映心血的情况。平时打招呼会说："你看起来气色不错啊"，怎么看出来的呢？当然是从脸上。

如果心脏出了问题，如患有血管栓塞，导致气血不畅，那么血液流通就会受阻，血液循环自然变慢，面部皮肤颜色会发白，时间长了，引起心脏衰竭，氧气运输更加困难，就会发紫。所以一个人面色红润，就代表其血液循环顺畅，心脏功能较好；若脸色苍白、发紫发青，则可能是血脉流通不畅，心脏功能较差。

面色和心的关系

面色红润光泽、气色好——心气旺盛、血脉充盈。

面色淡白无华、没血色——心血不足。

面色灰黯青紫、枯晦而无光泽，重者出现青紫——心脉被瘀血所阻。

皮肤发绀可能是心脏问题

发绀是皮肤的一种外在表现，指皮肤呈青紫色改变，也称紫绀。由于人体动脉中的血氧分压降低，氧合血红蛋白减少，所以皮肤会呈现青紫色。出现这种现象除了和肺功能异常有关外，和心脏也有很大关系，心脏输血不畅，血液流不到毛细血管，就会出现发绀现象。这种现象一般会出现在毛细血管丰富且色素较少的部位，例如手指、鼻部、脸颊、耳郭、口唇等，也可表现在四肢或者身体其他部位。所以当发现皮肤发紫的时候，要及时询问医师，不然可能会贻误病情。

让心血管通畅的小妙招

1. 每天晚上回家后用热水泡脚，用温水洗脸，这些都能促进血液流通。然后选择平躺的姿势，将双腿抬高，像蹬自行车一样来回运动双腿，你会感到腿部发热，这时调整呼吸，缓慢坐起。双手握空拳，敲打大腿及小腿，敲打时要掌控节奏，最好配合呼吸，不要过快，也不要过慢。每条腿敲百来下，然后缓慢站起，轻揉腿肚，放松腿部肌肉。这个方法简单易行，每天坚持进行，会起到舒筋活血的作用，还可以使腿部肌肉得到放松，缓解人体疲劳，有促眠的作用。

2. 冷热交替水浴。这种方法能够促进血液循环，也可选择温水和热水交替泡浴，这样也会使人体血液流动加快，达到促进血液循环的目的，但不适合心脏病重症患者。

┤ **杨力提示** ├

五脏的征象反映在体表

中医认为，脏藏于人体内，而有征象反映于体表，就是所谓脏藏于内，而形见于外。所以可以根据五脏在人体体表的反映进行保健，比如前文所讲，心气外应于面，我们就可以根据面色的状况对心进行保健。

二 心"在窍为舌"——看舌识病

> "舌者，心之官也。"
>
> ——《黄帝内经·灵枢·五阅五使》

舌头是人体重要的味觉器官，可以辨别出各种味道，不但让我们感受到酸甜苦辣，还能辅助发声。中医认为"舌为心之苗"，也就是说舌头是心的外在体现，心脏的一些病变能够通过舌头表现出来。

通过舌头辨别心的健康

正常人的舌头应该是红润柔软的，过白、过黄，发干、肿大等都不算正常。有时舌头会出现溃疡发炎的症状，影响我们正常的饮食，严重时还可能影响发声。

其实舌头的不良症状和心是紧密相关的，比如舌头发白，可能是心气不足的表现；而舌尖过红甚至溃疡等，可能是心火过旺的表现。所以当我们的舌头，尤其是舌尖，出现红肿、溃疡时要及时治疗，不要再食用辛辣、油腻的食物，尽量多吃蔬菜和水果，多喝水，严重时到医院就诊，以免影响正常进食。

舌部位异常的三种普遍情况

舌头发红

这是心阴不足的表现。健康的人舌头应该是淡淡的粉红色，不会特别红。如果特别红，就是心阴不足、阴虚火旺的表现。许多患心血管疾病的人舌头发红，并伴有心慌、早搏（期前收缩）、心动过速等不适症状。这主要是因为心阴不足、阴虚火热，身体过热，"烤"到舌头，把正常的粉色"烤"成了红色，再严重下去，红色就会"烤"成黑色。这类人可以在医生的指导下服用六味地黄丸或者是杞菊地黄丸治疗。

舌头变白

这是气血不足的表现。正常的舌头上有一层淡淡的、薄薄的白色舌苔。

舌苔异常变白大致可以分为两种：一种是舌头整个变成淡白色，这是气血不足引起的，若伴有心律失常、乏力的症状，患贫血性心脏病的可能性很大，这种情况最好尽快就医；另一种是舌苔白腻，也就是舌头上有厚厚的一层白苔，这种情况多与中焦湿阻有关，若伴有胸闷、心前区不适的症状，那就要警惕冠心病、动脉硬化的可能了。对于舌头变白的人要多补血，平时多喝红枣猪肝汤。取红枣8颗、猪肝100克一起煮汤，一周喝2～3次就能够改善症状。

舌上瘀斑、舌下青筋

正常的舌苔应该是淡红色的，没有瘀点和瘀斑。如果舌质紫暗或出现瘀点、瘀斑，则说明血脉运行不畅，提示患心血管疾病的风险增大，原来就有心脏病的患者，一旦出现这种情形更要多注意。如果舌头上出现瘀斑，并伴有心慌气短、失眠多梦、心前区刺痛等症状，基本就可以判断患有心血管疾病了。如果是舌上瘀斑伴有头晕、头痛等症状，则患脑血管疾病的可能性比较大。

常做舌保健功养心脑

因为心开窍于舌，心脑有病，可先反映于舌，出现舌不灵、舌麻等，所以舌的保健对心有一定的好处，闲时可做舌保健功。

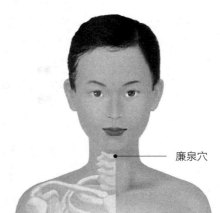

廉泉穴

〔取穴〕廉泉穴在颈部，当前正中线上、喉结上方，舌骨上缘凹陷处。

〔操作〕闭目养神数分钟后，做伸缩舌，舌左右摆动及舌在口腔内做顺、逆时针画圆各10次。然后搅拌舌下廉泉穴，将津液徐徐咽下，收功。

〔功效〕舌保健功的目的是通过舌对心的良性刺激，促进心功能保持良好的状态。

三 心气不平，上逆于耳——耳鸣可能是心脏病的前兆

> 忧愁思虑，得之于内，系乎心。心气不平，上逆于耳，亦致
> 聋聩、耳鸣、耳痛、耳痒、耳内生疮，或为聤耳，或为燋肿。
>
> ——《严氏济生方·耳门》

耳朵和心脏，这两个器官看上去离得很远，也没有什么共同的地方。但是你是否知道，对于有些人来说，耳鸣、听力下降（或者丧失）预示着心脏病的发生。

耳朵和心的关系

耳朵之所以能听见声音，是因为耳朵内部血流通畅，营养物质能够通过血液输送到耳部。如果心脏功能差，血液运输能力弱，不能遍布于耳朵，耳朵的功能自然会受影响，轻者听力减弱，重者可导致耳鸣，甚至耳聋。反之，耳部经络下达于心，耳部出现问题，可能就是心脏功能异常的一种体现，二者是相互关联的。

耳鸣很可能是心脏病的前兆

耳朵是人体重要的听觉器官，所以当耳朵出现问题时，一定要引起重视，千万不要大意。耳鸣是一种较为常见的疾病。耳鸣的病因有多方面，外在的环境和身体内部的病变都能引发耳鸣，例如耳内耵聍过多、有异物，内分泌紊乱等都可能引起耳鸣。

患有高血压、糖尿病的人出现耳鸣时，更要引起重视，因为耳蜗以及内部血管对缺血和缺氧很敏感，当人体血液流通出现问题时，耳朵会先有反映，而其中最重要的表现就是耳鸣。尤其那些年龄较大的人，持续多天的耳鸣可能是冠心病及其他心血管疾病的前兆。

大耳垂很可能是冠心病

中国自古以来就有耳垂大有福的说法，其实不是这样。尤其对于老年

人来说，若耳垂肥厚且上面有深沟，一定要引起注意，这有可能是冠心病的表现。当然，随着年龄的增长，许多老年人的耳部都会出现皱纹，这是正常现象，而我们这里说的深沟指的是"冠状沟"。

冠状沟和其他浅显的皱纹不同，它是一条明显且孤立的皱纹。许多研究表明，有冠状沟的老年人患冠心病的概率更大。当发现冠状沟并伴有胸痛、心慌、乏力、气短等症状时，建议及时就医。

经常按摩双耳，防心脏病

经常按摩双耳可刺激穴位，通畅经络，调动体内正气，达到增强机体抵抗力的作用。还能促进身体血液循环，预防血栓形成，能很好地预防和辅治心脏病。

每天可以用手搓一搓双耳，将两手置于耳部，上下搓摩 100 次，给耳朵按按摩，促进耳部的血液循环，防止疾病发生。

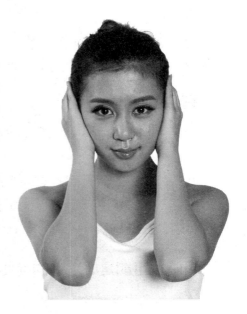

┤ 杨力提示 ├

中年后出现耳鸣、耳聋要特别留意

若中年后出现耳鸣及耳聋的症状应及时去医院就医。在检查五官的同时，还要对心血管系统进行相关检查，一定要留意排查心脏病变导致的耳鸣、耳聋。

四 鼻隶属于心——鼻尖发红、变硬是心脏问题

梁先生最近总感觉胸口发闷，血压有些高，而且鼻尖变得比正常人硬，鼻尖处很红。梁先生不知道什么原因，所以去医院做了检查。医生诊断为冠心病，因为血压升高导致鼻子出现红肿，另外心脏也有肿大的现象。梁先生不明白，来看鼻尖红肿、变硬怎么还患上心脏病了呢？鼻子和心脏又有什么关系呢？

鼻子和心脏的关系

人体通过鼻子将氧气送入肺部，然后再将二氧化碳排出体外，这是鼻子的作用。鼻子是为肺服务，而肺又为心脏供氧，所以心脏出现问题，就会通过鼻子反映出来。人体很多脏器的疾病都可以通过外部器官表达出来，如鼻尖可代表心脏。

鼻尖发红、变硬，心脏可能有问题

鼻尖如果出现发红的情况，可能是因为血压升高导致气血上冲。而鼻尖发硬与心脏关系更为密切，如果心脏器官周围的脂肪过多，心脏就会变大，功能也会逐渐变差。这种情况有时会通过鼻子反映出来，表现为鼻尖发硬，且比正常人鼻子要硬许多。但并不是所有的鼻尖发红、发硬都和心脏功能有关，许多其他原因也会让人出现这种症状，比如脾热，鼻尖也会发红。

经常按摩鼻子可缓解鼻尖发红、变硬的症状

鼻子是人体的重要器官，而且鼻子上面有许多穴位，平时经常按摩鼻子，对缓解鼻尖发红、变硬有很好的效果。

在此介绍一种方法——按摩全鼻，可选择双手同时进行，用双手的食指从睛明穴（位于面部，目内眦角稍上方凹陷处）向下按压，一直到鼻子最下端；然后从最下端向上端按压，反复进行数十次。按压时要注意力度，不要用力过猛，不然会损伤鼻梁骨。这种方法可以使鼻腔内血流顺畅、温度升高，可以预防冷空气的侵袭，从而达到润肺护心的目的。鼻子有伤的人不宜按摩。

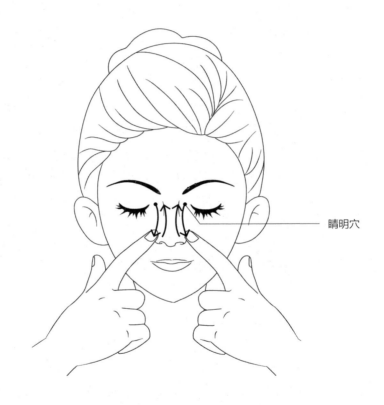

睛明穴

还有一种方法，仅按摩鼻尖。按摩之前，用清水将鼻子洗干净，然后用食指轻放在鼻尖上，顺、逆时针交替按摩。鼻尖很脆弱，按摩时要注意力度，力度过大会伤害鼻腔内的软组织。顺逆交替各按摩 30 次，每天做 2 次即可。

五 目为心之外窍——眼睛是心的窗口

> "目者，心使也。心者，神之舍也。"
>
> ——《黄帝内经·灵枢·大惑论》

　　眼睛能够明视万物，辨别颜色，是依赖五脏六腑精气的滋养。"五脏六腑之精气皆上注于目而为之精。"这里的"精"，指的是精明，就是眼的视觉功能。因此眼睛不是孤立的存在，如果脏腑功能失调，精气不能充足流畅地上注于眼，眼的正常功能就会受影响，甚至发生眼疾。

　　中医认为，眼睛的特定部位与人体的脏腑有着密切关系，这对人体一般疾病的诊断有着重要价值。《黄帝内经》中将眼的不同部位分属于五脏，也就是后代医家沿用的五轮学说，即两眼眦血络属心（血轮），白珠属肺（气轮），黑珠属肝（风轮），瞳仁属肾（水轮），眼泡属脾（肉轮）。因此，单单一个眼睛，就把人体的五脏全体现了。

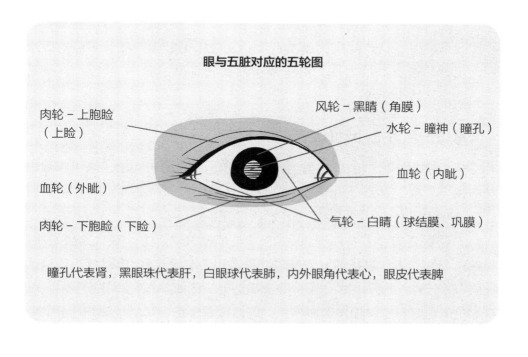

眼与五脏对应的五轮图

肉轮－上胞睑（上睑）

风轮－黑睛（角膜）

水轮－瞳神（瞳孔）

血轮（内眦）

血轮（外眦）

肉轮－下胞睑（下睑）

气轮－白睛（球结膜、巩膜）

瞳孔代表肾，黑眼珠代表肝，白眼球代表肺，内外眼角代表心，眼皮代表脾那么，眼睛与心有什么关系呢？

眼睛和心的关系

心藏神，五脏精气皆为心所主，而眼靠心主之精气所养，视物又受心神支配，人体脏腑精气的盛衰以及精神活动状态都能够反映在眼睛上，所以目又为心之外窍。

心主血脉的功能失常，脏腑经络供给眼部的气血不足，就会导致视物昏花。如果血脉瘀阻，气血供给中断，就会发生视觉障碍，甚至突然失明。

眼睛浮肿，可能是心脏病

患有心脏病时，身体易出现脂肪堆积，这种情况在眼部的表现会更明显。脂肪堆积时，眼睛虹膜外会有灰色的环出现，这个灰色环一般是在虹膜的上方和底部，不会影响视力。发现这样的环，就表明你可能患有心脏病，应该早点做检查。

心脏病还可能引起眼睑浮肿。心脏病可导致心衰，当心功能不全时心脏收缩加强，会产生闷的感觉，而心衰时因为静脉回流受阻可导致水肿，出现眼睑浮肿的表现，当这两种症状同时出现时一定要及时就医，保证休息，减少刺激。

常做护目养心小动作

1. 中医有个传统的护眼方法叫"熨目"，就是闭上眼睛，两手手掌相互摩擦到发烫，然后迅速按抚在双眼上。经常做这个动作，就可护目养心。需要注意的是，在熨目前一定要洗净双手。

2. 中医还有个方法叫"极目"，就是尽量看向远方。在日常生活中，受条件限制，工作也很紧张，但仍然可以因地制宜选择"极目"。连续看近处 45 分钟，就应该抽出 5 分钟看看远处，比如站在窗口往远处看，往有绿色的地方看看，如果高楼林立，往楼顶看也行，可舒缓眼睛疲劳，使自己心情舒畅，但要注意不要让阳光直射眼睛。

3. 按摩也可以放松眼部肌肉。当觉得眼睛疲倦的时候，可以揉一揉四白穴（在面部，瞳孔直下，眶下孔凹陷处）、睛明穴（在面部，目内眦角稍上方的凹陷中）、太阳穴（在颞部，眉梢与目外眦之间，向后约1横指的凹陷处），注意不要按压到眼球即可。

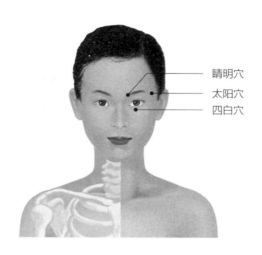

睛明穴
太阳穴
四白穴

┤ 杨力提示 ├

看眼睛的色泽和清澈度知健康

眼睛清澈明亮、神采奕奕，说明气血充足。眼白的颜色混浊、发黄，就表明肝脏气血不足。眼白与肺和大肠的关系密切，如果眼白有血丝，多为肺部和大肠有热。经常运动、血液循环好、营养和睡眠都充足的人，黑眼珠就会很黑，白眼珠很干净，几乎没有血丝，双眼自然有神。

小孩的眼睛大多清澈透亮，这是因为小孩先天肾气足，血液中没有什么垃圾，随着人体衰老，肾气渐衰，体内垃圾也会越来越多，反映到眼睛上就是"珠黄"，成语"人老珠黄"其实是有一定医理的。

第四章 这些身体小信号，是心脏有病的警告

一 嘴唇色紫：血瘀气滞、心脏病

> "口者脾之窍，心之外户也。"
>
> ——《望诊遵经》

冬天寒冷的时候，人会被冻得嘴唇发紫。除此以外的嘴唇变紫，就是疾病的征兆了。一般嘴唇变紫，需警惕心脏疾病。中医认为，口唇以开合为用，为心之外户；声音从口出，饮食从口入，故口唇为脏腑之要冲。以经脉而言，手阳明大肠经、足厥阴肝经、任脉等都与嘴有直接关系。所以，这些经脉和脏器的疾病都能够通过嘴唇反映出来。

健康隐患信号灯

血瘀气滞：口唇发紫、胸闷、爱叹气、胸部偶有刺痛、噩梦等。

心力衰竭：多有不同程度的发绀（常说的嘴唇发紫就是其中一种）。

肺心病：嘴唇发紫，并伴咳嗽、气促等症状。

血管栓塞：嘴唇青紫。

TIPS

老年人一旦嘴唇发紫，千万不能掉以轻心，因为这很可能是心脏缺氧导致的。另外，在哮喘即将发作、心力衰竭等情况，也会出现嘴唇青紫。

调理方

适量饮用老陈醋

每天饮用 1 ~ 2 汤匙的山西老陈醋，老陈醋具有柔和的活血化瘀和改善心情的作用，但应避免空腹服用。

按摩心俞穴

心俞穴（在上背部，第 5 胸椎棘突下，后正中线旁开 1.5 寸）有宽胸理气、通络安神的作用。每天用拇指或中指按揉心俞穴 3 ~ 5 分钟可养心安神。

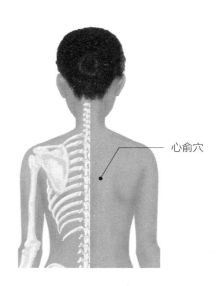

心俞穴

加强锻炼

在冬季血瘀体质者气血瘀阻易加重，这时可适当锻炼，如跳舞、打太极拳等。

二 呼吸急促：心脏缺血的征兆

> "呼出心与肺，吸入肾与肝，呼吸之间，脾受谷味也。"
>
> ——《难经》

呼吸问题和心脏有着十分密切的联系，突然的呼吸急促很可能就是心脏不适发出的征兆，所以千万不要忽视呼吸急促这个现象。心脏为人体各器官提供血液，肺脏提供氧气，所以人体只有呼吸正常，心脏的律动才能稳定，心脏输血携氧才能正常进行。人体呼吸出现了问题，与外界的交换就会受阻，导致体内氧气不足，人就会生病。

健康隐患信号灯

心血瘀阻：心悸心慌，胸区憋闷、疼痛，呼吸急促。

冠心病：饱餐、寒冷时出现胸痛、心悸；夜晚睡眠枕头低时，感到胸闷憋气，需要高枕卧位方感舒适；熟睡或白天平卧时突然胸痛、心悸、呼吸困难，需立即坐起或站立方能缓解。

肺心病：呼吸急促，并伴有咳嗽等症状。

TIPS

如出现呼吸急促，伴有剧烈心慌，能感觉到自己的心脏跳动，甚至感觉心脏好像要跳出来了，有濒死感者要立刻到医院就诊。

调理方

晚上闭目调息

晚上在家中静坐于床上，闭目，感受自己的呼吸频率。放松身体，双手放于腹部，然后感受呼气和吸气时的律动，这时呼吸频率不变，将注意力集中在呼吸上，逐渐放慢呼吸频率。进行长吸气后再长呼气，反复进行，就会感到自己的呼吸延长了。这种呼吸方法可排出人体的浊气，促进心肺功能，让呼吸律动和心脏跳动更稳定，使呼吸短促的现象消失。

白萝卜拌蜂蜜

选择一根白萝卜，洗净去皮，切成小块。将切好的白萝卜块放入锅中加水煮熟，熟后放入碗中凉凉，再加入蜂蜜，搅拌均匀即可食用。白萝卜和蜂蜜均有润肺生津的功效，而且有强肺养心的作用。

三 剧烈牙痛：心绞痛的预警

“邪客于足阳明之络，令人鼽衄，上齿寒。”

——《黄帝内经·素问·缪刺论》

牙齿是每个人不可缺少的身体部位，偶尔也会出一些问题，最为常见的就是牙痛。"牙痛不是病，疼起来要人命"，这并不是危言耸听。尤其是上了年纪的人，有时会感到莫名牙痛，吃药也不管用，这时就要注意了，因为当心脏出现问题时，有些人会表现为牙痛。

健康隐患信号灯

心绞痛：一般会表现为下颌齿疼痛，有时会具体到某一颗牙齿剧烈疼痛。

TIPS

临床调查显示，冠心病患者普遍存在牙周炎，这究竟是什么原因呢？这是因为牙周发炎多是细菌导致，这些细菌会随着人喝水或刷牙的时候进入血液中，附着在血管内壁上，时间长了能形成小血栓，使血管内径变得狭窄，从而诱发心绞痛、心肌梗死等心血管疾病。所以平时一定要认真刷牙，不给细菌滋生的机会，防止牙周炎的出现。

调理方

含漱食醋

牙疼时，可含漱食醋 3 ~ 4 毫升，每次含漱 3 分钟后咽下，重复 3 ~ 4 次，然后用大拇指按压合谷穴（在手背，第 1、2 掌骨之间，约平第 2 掌骨中点处）20 分钟，力量可以大些，以感到酸胀且能够忍受为度。通常半小时后疼痛可逐渐消失。左侧牙疼，按压右侧合谷穴；右侧牙疼，按压左侧合谷穴。也可取冰块置于合谷穴上，冰敷 5 ~ 7 分钟即可。

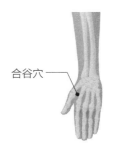

合谷穴

叩齿功

眼平视前方或微闭，嘴唇轻闭，舌尖轻顶上腭，上下牙齿互相叩击40 次。叩完后，用舌沿上下牙齿内外侧转搅动一圈，将唾液慢慢咽下。叩齿贵在坚持，起床后、午饭后、睡觉前各做 1 次，每次 3 分钟即可。

四 左肩疼痛：提示冠心病

> "诸瘿，偏风，不得挽弓；颜色焦枯，劳气失精；肩臂痛不
> 得上头；半身不遂。"
>
> ——《备急千金要方》

很多上了年纪的人有肩周炎，肩膀会疼痛。但有些人之前没有肩周炎，肩膀也会感到疼痛，这又是什么原因呢?

健康隐患信号灯

很多患有冠心病的人在发病时会感到肩膀疼，是阵发性疼痛，还可能伴有其他位置的疼痛。冠心病引起的肩膀疼痛一般表现在左肩，这是因为原本这种疼痛应该表现在前胸或者后背，但由于身体中的某些神经物质在传递过程中出现了问题，导致疼痛感表现在肩膀。而且这种疼痛还会掩盖其他部位的疼痛，不易察觉是心脏出了问题。所以人们突然感到肩膀疼痛，尤其是老年人，一定要引起注意，最好到医院做检查。

TIPS

在临床上，判断左肩痛是不是和心脏病有关系，通常看两点：

第一，心脏病引起的肩痛一般都会伴有其他症状，患者通常伴有胸闷、胸口有重压或者胸痛。

第二，心肌梗死、冠心病引起的肩痛和普通肩痛发作的时间不一样，因为心脏病引起的身体各器官疼痛与真正的器官疼痛是有区别的。心脏病表现的疼痛都是阵发性的，也就是大家俗称的一阵一阵的。

注意：心脏病引起的肩痛多为突然发病，这种疼痛与劳累有明显关系，有的疼痛伴有无力、出汗、头晕甚至呕吐，常在劳动、兴奋、受寒或饱食后发生。

调理方

按揉极泉穴

极泉穴（位于腋窝顶点，腋动脉搏动处），为心经上的穴位，是一个解郁的大穴。如果人经常郁闷，就有可能在腋窝下长出一个包，这是心气郁滞的表现。这时按揉极泉穴，就能逐渐化解包块。 具体方法是：用两手拇指分别按揉两侧极泉穴 100 次，坚持按揉效果佳。

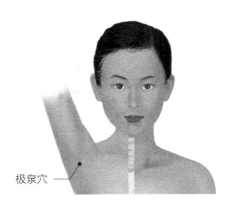

极泉穴 ——

五 两臂血压差：心脑血管疾病的"预警器"

"主中风手足不随，偏风，风痹，风痿，风病，半身不遂，热风，肩中热，头不可回顾，肩臂疼痛，臂无力，手不能向头，挛急，风热，瘾疹，颜色枯焦，劳气泄精，伤寒热不已，四肢热，诸瘿气。"

——《针灸大成》

一般来说，健康人两侧血压是不相等的，右侧血压高于左侧 5 ~ 20 毫米汞柱，但高血压患者的差异会比较明显。我们在测量血压的时候会选择右上臂测血压，也就是说我们测血压主要是以右侧测量的结果为准。

健康隐患信号灯

高血压患者如果出现两臂的压差较大，建议到医院做检查，排除相关疾病。

TIPS

在家中可以反复测量几次血压，如果两臂的压差大于 20 毫米汞柱，就要及时到医院进一步检查病因，可能是动脉炎、动脉瘤等引起的动脉狭窄，尤其要考虑主动脉夹层病变，这需要做进一步检查，并针对病因治疗原发病。但无论哪侧血压高，都可以诊断为高血压，都要进行降压治疗。

调理方

清淡饮食，多吃鱼

在日常生活中要低盐清淡饮食，多吃鱼，如三文鱼、金枪鱼、鲱鱼、比目鱼等富含 ω -3 脂肪酸的鱼类。流行病学调查发现，每周吃一次鱼的心脏病患者死亡率更低。

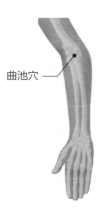

曲池穴

点按曲池穴

用右手拇指点按左侧曲池穴（位于肘横纹外侧端，屈肘，与肱骨外上髁连线中点）1 分钟，然后换左手拇指点按右侧曲池穴 1 分钟。此法可降低血管外周阻力，能改善高血压患者的临床症状。

六 手指和脚趾末端粗大：心脏缺氧

"真心痛，手足青至节，心痛甚，旦发夕死，夕发旦死。"
——《黄帝内经·灵枢·厥病》

正常人的手脚指末端应该是圆润隆起的，而有些人因为机体发生了某种变化，导致各指末端形态变化，像棒槌一样，这种手指与脚趾被称为杵状指，是一种病态现象。杵状指可能由于人体代谢紊乱导致，还有可能与此处组织长期缺氧有关。而组织缺氧的成因和心血管密切相关，心脏功能较差或者血液流通不畅导致氧气运输不到位，末端组织得不到充足的养料，就会出现杵状指。

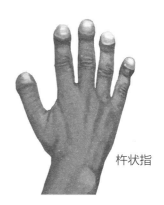

杵状指

健康隐患信号灯

慢性肺源性心脏病或先天性青紫型心脏病：手指端或脚趾端明显粗大，并且甲面凸起如鼓槌状。

> **TIPS**
> 手指和脚趾末端粗大，这类情况任何年纪都有可能发生，不管是婴儿还是老年人，均有这类疾病的发生。所以说当我们的手指和脚趾末端变得粗大时，要引起足够的重视，最好去医院进行检查。

调理方

揉搓手指法

用另一只手的拇指和食指，前后左右揉搓本手指甲两边的手指末端，每只手指进行 30 秒。心脏不好的人可以多揉搓大拇指，因为这根手指代表肺，肺气足则心脏强。小手指也可着重揉搓，因为小手指代表心脏及其他循环器官。揉搓时力度要掌控好，尽量用力些，感到略微疼痛即可，左右手交替进行，每天晚上睡觉前或者休息的时候可进行。这种方法简单易学，经常揉搓手指不但对心脏有好处，对身体其他器官也有保养作用。

七 下肢水肿：心衰征兆

> "伤于湿者，下先受之。"
>
> ——《黄帝内经·素问·太阴阳明论》

水肿是指过量的体液潴留在人体某个部位，导致该处肿胀的一种疾病。心脏的输血功能如果出现问题，血液循环产生障碍，就可能导致下肢积液过多，出现水肿。当然，除了心脏问题外，淋巴、肾脏、肝脏问题以及一些炎症都可能导致水肿。

健康隐患信号灯

双侧下肢的对称性水肿通常与全身性疾病有关，心脏、肾脏、肝脏这些人体的重要器官出现问题都能出现双侧下肢水肿。

TIPS

心脏是一个不知疲倦的"血泵"，在左心泵出血液的同时，右心接收全身各处回流的血液。当右心功能衰竭时，全身的血液回流受阻，尤其表现在身体的下半部分，例如双足和双腿。足部先出现水肿，脚踝处尤为明显，然后水肿逐步往上蔓延，累及小腿。

心力衰竭导致的双下肢水肿通常是对称的，压迫会出现凹陷的坑，又叫可凹性水肿。发生下肢水肿时要注意体重，如果两三天内就能增加几千克，一定要警惕心衰。

调理方

按摩脚踝缓解水肿

按摩之前最好用热水先泡脚，然后坐在床上屈膝，选择一个双手能够到脚踝的合适位置，然后用双手揉搓脚踝，可以上下揉搓，也可以左右转动脚踝，每只脚搓 5 分钟，要让脚踝有发热感。每天坚持揉搓，不但可以保护脚踝，还能促进血液循环，预防下肢水肿。

八 突然出冷汗：心脑梗先兆

> "惊而夺精，汗出于心。"
>
> ——《黄帝内经·素问·经脉别论》

中医认为汗为心液，出汗不正常是心受损的表现。许多人在外界气温较低时有冷感，但身体也会出汗，我们称其为冷汗。出冷汗的原因很多，和外界环境有关，也和某些疾病有关。

健康隐患信号灯

心脏受损：人的心脏每时每刻都要为人体各个器官供血，血液充分循环，人才能进行正常的活动，这时不易出问题。心脏一旦出问题，血液循环就会出现障碍，比如原本循环至脑部的血液没能及时输送，人体就会面色苍白，畏寒惧冷，体表容易出汗，冷汗就这样产生了。

TIPS

如果身体出现了大汗淋漓，伴有身体变冷、呼吸微弱，又称之为脱汗，这种情况多发生于青壮年或老年急性暴病。也是心脑梗的先兆，需要赶紧救治。

调理方

泡脚维护心脏功能

1.在泡脚的时候最好选一个比较深的盆，然后在里面注入足量的热水，水要没过脚踝处（如果用木桶，可泡到临近小腿肚位置）。水温不能过热，不然可能会烫伤肌肤。

2.一般泡脚 20 ~ 30 分钟即可，别泡过长时间。泡脚时，双脚可以相互搓动，脚趾与脚踝可适当活动。水温过低时，可以再加入热水。

3.泡脚的时间可选择在 21 点左右，这时人体将要休息，泡脚不但可缓解疲乏，而且能安神镇惊，促进睡眠。另外，泡脚时可在热水中加一些中药，例如生姜、红花等常见药材，可以更好地保养心脏。

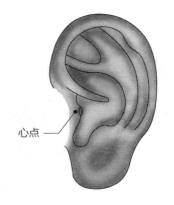

心点

揉耳朵

耳朵上有身体各个脏腑的反射区，揉耳朵就相当于按摩全身了。耳朵上的"心点"就在耳朵内侧靠近耳洞的地方，每天用食指揉100 ~ 200次，对养心有好处。

九 扁桃体发炎：可能引发心肌炎、风心病

"喉咙者，脾胃之候也。主通利水谷之道，往来神气。"

——《备急千金要方》

扁桃体虽然不大，但作用不小，是身体非常重要的免疫器官。咽部是饮食和呼吸的必经之路，跟外界相通，很容易遭到病菌侵袭，而扁桃体就处在呼吸道和食管的交界处，专门对付外来的细菌、病毒。扁桃体对于身体来说就像是人体免疫的前站哨兵，如果没有扁桃体的保护，就相当于没了哨兵站岗，敞开大门任由强盗来家里抢东西。

健康隐患信号灯

人体在患病时抵抗力下降，扁桃体容易受到细菌侵害，引发炎症，所以许多人在感冒时扁桃体会发炎肿大。如果扁桃体发炎不能得到及时治疗，当身体免疫力下降时，该处炎症还容易复发，形成慢性扁桃体炎，使扁桃体抵御细菌能力严重下降，细菌滋生，并通过血液传到心脏等器官。而细菌中的溶血性链球菌很容易侵犯心脏瓣膜，导致心脏瓣膜损坏。而细菌侵犯又易引发病毒性心肌炎。

对于发生风湿性心脏病的人，追溯其生活史，往往会发现病前都有长期扁桃体炎的症状，但很多人没有得到及时治疗。扁桃体一发炎，会让风湿长驱直入侵犯心脏，造成中医说的"风心病"，再发展下去，会诱发心力衰竭等严重疾病。所以，不能把扁桃体炎当作小问题。

调理方

舌根运动法

扁桃体炎使咽喉肿痛、吞咽困难，可采取舌根运动法，能收到良好效果。闭口，舌尖抵牙齿，正转 18 次，反转 18 次，然后将口中津液分 3 次咽下，早晚各做 1 次。

提耳法

用双手提起两耳的耳垂，然后放下，有节奏地连续提放 100 次，之后喝适量白开水即可。每日 3 次，就会使咽喉的疼痛减轻。

┤ 杨力提示 ├

扁桃体不能轻易切除

扁桃体对身体很重要，扁桃体发炎是身体因遭受风寒等外邪或自身原因导致免疫功能下降引起的。这是身体在告诉我们要好好休息、调整生活作息。如果把病变的器官切除，身体内的问题却没有解决，就会有其他器官代替扁桃体发炎，还是会生病，而且会埋下诱发严重心脏病的种子。

✚ 无法控制的流口水：中风（即脑卒中）的前期表现

对于流口水，有些人总是用手一抹了事，其实习惯性流涎很可能存在疾病隐患，尤其是老年人更应注意。如果突然出现无法控制的流口水，最好尽快就医。

健康隐患信号灯

中风前兆：睡着后流口水，且晨起后对着镜子笑，有口角歪斜或头痛等症状。

脑血栓：不由自主流口水，往往还会伴有嘴角歪斜、言语不清、手脚麻木、无力等。

TIPS

如果老年人睡觉时爱流口水，即使没有口角歪斜、眼睛闭合不严等症状，也应当尽快去医院检查。

重点检查是否存在"三高"，可做颈动脉筛查，如果颈动脉超声没有问题，要排查颅内动脉是否存在问题，需要根据医生的危险因素评定来选择筛查项目。尤其是吸烟者，最好查查颅内血管是不是有问题，可以选择 CT 血管检查。

调理方

1. 控制"三高"。高血压、糖尿病和血脂异常患者，要注意养成健康的生活习惯，不要熬夜或过度疲劳，坚持按时服药、定期门诊复查。

2. 老年人在日常生活中可有意识地多使用左手和左脚，多活动左侧肢体能增强大脑右半球血管神经功能，有助于预防中风。

3. 摩颈防中风。双手摩擦发热后，迅速按摩颈部左右两侧，用力适中，速度可以稍快，以皮肤发热、发红为度，每天早晚各做 3 ~ 5 分钟。摩颈可促进颈部血管平滑肌松弛，改善血管的营养供应，减少胆固醇沉积，有助于改善颈动脉硬化程度，有利于大脑供血，从而减少中风发生的危险。

第五章　心脏病"偏爱"这些人

一　久坐不动者

> "久视伤血，久卧伤气，久坐伤肉，久立伤骨，久行伤筋，是谓五劳所伤。"
>
> ——《黄帝内经·素问·宣明五气》

王女士今年 43 岁，她每天的工作就是坐在电脑前搜集、整理数据。因为工作的需要，她有时还会加班，经常累得腰酸背痛。近来王女士感觉胸闷、气短，工作后还会出现心悸。她到医院做检查，诊断显示由于长期久坐不动，导致身体血液流通缓慢，出现血瘀现象，所以她感觉到心脏不适。

久坐不动对心脏的危害

人如果坐的时间很长，心的工作量就会减小，心脏功能减退，血液循环就变慢，血液中的脂质更容易在动脉管壁沉积，血脂自然就高了。不注意调理的话，很容易发生动脉粥样硬化等病。

心肌梗死多发生在冠状动脉粥样硬化狭窄基础上，由于某些诱因致使血管上的小斑块破裂，出现血栓，导致冠状动脉急性、持续性缺血缺氧引起心肌坏死，进而出现心肌梗死。心肌梗死在临床上多表现为剧烈而持久的胸骨后疼痛，可并发心律失常、休克或心力衰竭，常危及生命。

久坐不动还可能导致多种疾病

久坐会让人的颈椎长时间保持一个姿势，由于许多人的坐姿不端正，会导致出现一系列问题，如四肢酸痛、腰疼、脊椎不灵活等。除了颈椎、脊椎等疾病外，久坐还会诱发其他关节疾病。而且长期缺乏运动，吃完饭食物在胃肠内得不到充分的消化和吸收，肠胃蠕动变慢，可能导致人体出现腹胀、便秘等消化系统疾病。

要多活动筋骨

现在许多人在办公室面对电脑工作，我们要学会在工作中适当放松自己，时常活动筋骨。比如，工作两小时后，就要适当离开座位，活动一下，平时即使在座位上，也要扭一下腰，活动一下脊椎，这样才能让我们的身体不劳累。

我们的身体就像一台机器，不活动，零件就会生锈，身体自然就会出现问题。因此要想拥有健身的身体，就要经常活动。古人说"流水不腐，户枢不蠹"，其实身体也一样，经常活动就能降低各类疾病的发病率，从而拥有更强壮的身体。

突然增加运动量不可取

适当运动能够增强心脏的动力，增强人体的活力。但一定要因人、因时、因病而选择不同的运动。平时缺乏运动的人，不要突然加大运动量，否则易诱发各种疾病。另外还要根据季节气候不同适当增减运动量，如三九天、三伏天要避开最冷和最热的时段运动，因为三九天太冷容易导致血管收缩引起缺血，三伏天气压低含氧量低易出现心脏缺氧。

二 饮食太油腻者

老马平时吃饭总是大鱼大肉，而且菜品是出了名的油腻。而且，他还喜欢吃辛辣的食物，饭菜越油越辣越爱吃，平时也不喜欢活动，吃完饭就坐着、躺着。时间一长，心脏出了问题。一天，老马忽然感觉心悸难受、胸口疼痛，就赶紧上医院做检查。临床诊断为心肌梗死，还做了搭桥手术。躺在病床上，老马终于醒悟了：原来是吃太多油腻食物惹的祸。

心血管病多发

饮食太油腻导致心血管疾病的情况很多，世界卫生组织已将心血管疾病列为"世界公共卫生的头号敌人"。心血管之所以对我们至关重要，是因为血管的功能是负责输送营养物质，运回各器官代谢废物，如果血液过于黏稠，流速变慢，容易形成血栓或造成动脉粥样硬化。当血栓发生在心脏，就会引起心绞痛、心肌梗死等心血管急症，威胁生命。

饮食过于油腻，会导致血管内皮受损

饮食过于油腻会导致血管内皮受损，而血管一旦受损就很难修复。若我们平时做菜放油太多，总喜欢吃大鱼大肉，又不想运动，就会导致体内废物过度堆积，血液黏度升高，血胆固醇升高，发展为血脂异常。当过多的脂质在血管上堆积，血液的通路就变窄了，心脏想给各个器官运送养料，就需要使点劲，加大压力，就会导致高血压。这种情形下一旦剧烈活动或情绪太过激动，甚至上厕所一用力，都可能会导致血管破裂，出现出血性心血管疾病。

当然，除饮食太过油腻外，空气污染、吸烟、运动缺乏等也会使体内环境受到损害，损伤心血管。所以，预防心血管疾病，一定要避免这些不良因素，这样体内的血液运输才能畅通，不会患心血管疾病。

如何避免心血管疾病急性发作

有心血管疾病的人，都有不同程度的气滞血瘀。已出现心血管病变的人，如果病情不十分严重，可以服用一些中成药（如通心络胶囊），益气活血、通络止痛，清除血液中过量堆积的脂质，保护血管内皮免受损伤。另外，可以早晚喝一杯温水，有利于代谢废物的排泄，并缓解血液黏稠现象，避免引发心血管疾病的急性发作。

饮食上以清淡为主，少吃大鱼大肉，炒菜时少放油。有心血管疾病同时又有便秘的人一定要注意，排便时用力会引起血压骤升，极易导致心血管疾病突发，所以排便不可太用力，并想办法缓解便秘。

多揉厉兑穴，保护心脏健康

厉兑穴是胃经的井穴，中医讲"井主心下满"，厉兑穴对由于心血管疾病引起的心脏问题都有很好的疗效，有心血管疾病的人不妨每天揉一下脚上的厉兑穴。

〔取穴〕厉兑穴位于足第 2 趾
　　　　末节外侧，距离趾甲角
　　　　0.1 寸左右。
〔操作〕用拇指按揉厉兑穴。揉
　　　　的时候稍用力，以感到
　　　　酸痛为佳，每天揉 5 分
　　　　钟即可。

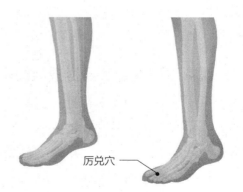

厉兑穴

三 吸烟者

香烟已经成为年过花甲的老刘生活中不可或缺的一部分。因为抽太多烟，导致他的肺部出现了疾病，家人都希望他能戒烟。为此还尝试过一些办法，但一直没成功。近期老刘的心脏也检查出了问题，他才痛下决心戒烟。

吸烟对心脏的影响

许多人知道吸烟对肺不好，其实吸烟不仅伤肺，还很伤心。吸烟可引起阻塞性肺脏疾病，会间接导致心脏病的发生。香烟中含有一种名为尼古丁的物质，这种物质会使甲状腺素和肾上腺素分泌增多，导致人体血压升高、心跳加快，也会增加心脏病的发病概率。

二手烟危害大

二手烟是被动吸烟，也会对人体造成很大的伤害。许多人本身不抽烟，但是由于身边的人经常抽烟，导致他们也可能患上各类疾病。调查显示，吸入二手烟的人患肺病的概率很高。另外吸二手烟也会导致血液黏稠，使血管出现一系列问题，长期吸入二手烟会增加心脏病的患病率。一个吸烟的人可能会影响许多人，面对二手烟，我们要学会拒绝。尤其是家中有儿童或者孕妇时，烟雾对他们的危害程度更大，一定要防止二手烟。

远离烟草对心血管有益

有人曾说过，心血管病患者戒烟比吃药还要好，而且效果很快就能显现出来，这种说法是有道理的。

以心血管疾病为例，冠心病患者通过服用他汀等药物降低胆固醇，其死亡率可以降低 29%，而服用 β 受体阻滞剂或 ACEI 类药物可以让死亡率降低 23%，但他们如果戒烟，死亡率可以降低 36%。

比较起来，冠心病患者想降低死亡率，戒烟带来的益处最大，也更省钱、更健康。

你一定能远离烟草

1. 通知熟悉的人，你在戒烟，最好请周围的朋友监督。

2. 避开让人产生吸烟念头的地方或人，如烟雾弥漫的酒吧、有人吸烟的办公室等。

3. 选择合适的戒烟方式。从每天少抽 1 根烟开始，坚持下去，直到不吸也没有不适感为止。

4. 想吸烟时，放松自己，做做深呼吸、冥想，可以选择练瑜伽、打太极等方式转移注意力。

5. 戒烟后很可能出现戒断症状，烟瘾越深，越易产生不适，如饥饿、疲倦、喉咙痛等，但这些不适在 1 ~ 2 周后便会消失。期间可以尝试一些缓解措施，如多喝水、吃口香糖、洗热水澡等。

戒烟计划书

_____（姓名），承诺在 _____（年月日）的 _____（具体时间）开始戒烟。

我戒烟的原因是：_____。

我将 _____。

我会学习新的方法处理压力和排遣无聊，如：_____。

尝试其他兴趣替代吸烟，如：_____。

我将取得 _____ 对我的支持。

如果我戒烟成功，我将奖励自己 _____

1 星期 _____、1 个月 _____、半年 _____、1 年 _____。

签　字_____

日　期_____

见证人_____

四 肥胖者

老王家庭条件好，平时喜欢大吃大喝，体重已经严重超标，已进入肥胖人群的队伍。再加上平时缺乏运动，老王身体也出现了不少问题，最近他时常觉得疲乏无力，并伴有头晕、心悸等症状，怀疑自己得了心脏病，于是去医院做检查，结果发现并不是心脏病。但医生同时告诉他要注意饮食，肥胖确实能够增加心脏病的患病概率。

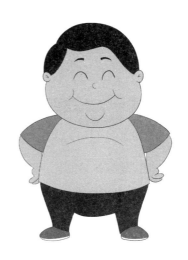

肥胖的原因

引起肥胖的原因有很多，例如遗传因素、心理因素、运动因素及社会环境因素，等等。我们常见的肥胖人群一般都是在饮食上得不到控制，形成的肥胖。还有许多人心情不好的时候会选择用食物来麻痹自己，靠吃来发泄，这都是引起肥胖的原因。

肥胖人群患心脏病的概率更大

前文说，冠心病被公认为人类生命的"第一杀手"，而且越来越向年轻化发展。而肥胖就是造成冠心病的罪魁祸首，肥胖不只表现在体形不美、脂肪堆积，还会形成脂肪肝，皮肤表面会出现脂肪瘤、脂肪颗粒。如果血液中含有大量脂肪，那么它给心脏造成的负担也在加重，这些脂肪在运行中不断"挂壁"，血管会越来越细，再加上血管壁的老化，心脏磨损率也会成倍地增加，由此造成冠心病、心肌梗死等问题。而且，过度肥胖也会直接给心脏造成负担，因为体重与血液成正比，体重超标，血液就会变稠，心脏泵血能力就会变差，从而使心脏负担更大。容易引起心脏病。

合理饮食，有效预防肥胖

想要预防肥胖，我们可以在饭前食用一些水果，在三餐中多吃一些蔬菜，蔬菜水果中含有较多的膳食纤维，对控制体重会起到一定的作用。同时要减少正餐食量。我们还可以在餐前适量喝一小碗清淡的汤，一是能量低，二是汤能够占用一定胃容积而减少饥饿感。

衡量一个人是否肥胖的标准

通常，我们可以用以下几个方法衡量一个人是否肥胖。

体重指数（BMI）= 体重（千克）/[身高（米）]^2

（一般来说，BMI ≥ 28 即可视为肥胖。）

标准体重（千克）=[身高（厘米）−100]×0.9（较适合女性）
标准体重（千克）=[身高（厘米）−105]（较适合男性）

（标准体重的正常范围是 ±10%，若是实际体重超过标准体重的 20% 即为肥胖。）

腰围：肚脐点水平腰部的围长

反映脂肪总量和脂肪分布的综合指标。通常，男性 > 90 厘米、女性 > 85 厘米就是肥胖。

五 酗酒者

"今时之人不然也，以酒为浆，以妄为常，醉以入房，以欲竭其精，以耗散其真。不知持满，不时御神，务快其心，逆于生乐，起居无节，故半百而衰也。"

——《黄帝内经·素问·上古天真论》

美国名著《了不起的盖茨比》的作者菲茨杰拉德是美国 20 世纪杰出的作家，可惜这样一位天才却因为经济和感情上的问题终日酗酒，最终引发严重的心脏病，离世时年仅 44 岁。

适量饮酒可以减轻人的疲劳，令人心情愉悦。但是过量饮酒或酗酒，会危及自己的健康。调查发现，1/3 以上的交通事故都与酗酒及酒后驾车有关。

我国对酒精摄入的界定

我国对酒精摄入的界定为：< 20 克 / 天为轻度，20 ~ 50 克 / 天为中度，> 50 克 / 天为重度。

酗酒对心脏的影响

少饮酒不会引起心血管病，但大量饮酒可致心肌病、高血压和心律失常等。

研究证实，持续5年以上，每天喝白酒150毫升，就可能引起酒精性心肌病，其发病常常是在不知不觉中出现，多见于30~55岁的男性，主要表现在：

心脏增大

心脏增大常是酒精性心肌病最早的表现，体检、胸透、做彩超均可发现。如果是早期病例，戒酒后的 4 ~ 8 周心脏可以迅速缩小。但如果是晚期，即使戒酒，心脏也很难恢复正常了。

心力衰竭

喝酒过度可能会导致心力衰竭。心力衰竭的主要症状是：缓慢出现心慌气短、胸闷乏力、呼吸困难、端坐呼吸、夜间阵发性呼吸困难等。严重的人还可能出现下肢水肿、颈静脉怒张、肝瘀血等。

心律失常

长期大量喝酒会引发心律失常。心电图可以表现为房颤与室性早搏，同一种心律失常可反复出现，酗酒猝死多为室颤所致。

酗酒对血管的影响

过量的酒精能加快脂肪沉淀到血管壁上，使管腔变窄，继而使血压升高，加速人体动脉硬化的过程。

酒喝多了如何解酒

有时难免有应酬，一时喝多了，这个时候解酒就显得尤其重要，大家家里最好常备葛根，《备急千金要方》记载葛根："治酒醉不醒"。醉酒时取 10 ~ 15 克煮水喝，有很好的解酒效果。

┤ **杨力提示** ├

千万不要空腹饮酒

空腹饮酒会损伤胃黏膜，还会加速胃吸收酒精的速度，使血液中的酒精浓度快速升高，且酒精会随着血液循环到全身各处。所以，当你沉浸在酒香中时，肝脏为了要分解被吸收的酒精，只能努力超负荷地运转，进而加重肝脏的负担。

第 二 篇
中医养心大法

中医如何养心

心为人体的君王，主神明，是生命活动的主宰。《黄帝内经》说"得神者昌，失神者亡"，又说"主明则下安，以此养生则寿……主不明则十二官危，以此养生则殃"。可见，心气充沛，血液充盈，血脉调和，精神内守，则年老而不衰，所以历代养生家均以调养心神为养生之首。

五脏之气中，心气最重要。压力劳累加上生活习惯不好，一些中年人发生心源性猝死，英年早逝，是什么原因造成的呢？简单地说就是过劳引起的心气不足。许多人到了 40 岁之后，就觉得疲劳而力不从心，这就是心气不足的表现，所以养心气至关重要。

春夏秋冬，季节不同，气候各异，养心的方法也不同。了解不同季节的养心奥秘，我们就能够避免"伤心"的举动。

在颜色中，心与红色相对，红色食物具有补血养心、消除血管内瘀血的作用，多吃红色食物可以安定心神，如番茄、红豆、苹果、山楂等。

五味之中，心与苦味相对。味苦的食物具有清泻心火的功能，如苦瓜、莴笋等。

保证心这个君主能够正常发挥自己功能的有两条经络，一个是心经，一个是心包经。时常按揉这两条经络上的穴位，能够起到养心安神、防治心脏病的功效。

养心
是养生
之首务

养心重在
养心气

养心
重在适应
四时变化

养心重在
调节饮食

养心重在
穴位调理

第一章　心主神明，养心先养神

一　心气足，人才显精神

> "六十岁，心气始衰，苦忧悲，血气懈惰，故好卧。"
>
> ——《黄帝内经·灵枢·天年》

五脏之气中，心气最重要，所以一定要养护好我们的心气。现代社会时有发生猝死的事，是什么原因造成的呢？简单地说就是心气不够。

人们常说的"心气儿"指什么

"心气儿"是指心的一切活动，它包括内部功能以及人体外在的精神面貌。所以"心气儿"足，人体血脉顺畅，器官功能稳定，人就健康；缺乏"心气儿"，人就会萎靡不振。"心气儿"和人体各器官功能有关，而这些器官又和人的生存环境、饮食以及遗传等有关。所以养"心气儿"要从多方面做起，才可以做一个心气足的人。

心气不足的表现有哪些

心气不足有什么表现呢？就是话说多一点，稍微劳累一点，就觉得心慌，气不够用。这是因为心气不足，无力推动血液，引起心血不足，心失所养，日久心脏容易发病。

如何保养我们的心气

保养心气平时要注意静养和慢养。因为你生活和工作节奏快了，对心气的耗散就会变大。所以该快的时候快一些，但该慢的时候一定要慢下来。比如，上班的时候你快节奏工作，那么下班了就要放慢节奏，进行静养。在食补方面，常吃桂圆、莲子、百合、木耳等，可以益心气、养心阴。

心主夏，夏季阳气最盛，是大部分心血管病患者病情稳定的季节，此时适当服用人参补益心气对他们来说很重要。

人参是补益心气的最好药物，尤其是动不动就出汗的心脏病患者，更应在夏天服用人参，只要饮食基本正常，舌苔正常（薄而干净），均可在医生指导下服用。人参有不同的品种，一般来说夏天进补以性凉味甘的生晒参（即白参）为宜，5年参即可。每天将5克人参切片或切段，放入瓷碗中，加入大半碗清水，然后盖上盖子，上锅用小火隔水蒸1小时左右（注意不要把水烧干），取出放温，温服参汁，早晚各1次。人参一般可以反复蒸3～5次，直至药汁极淡为止。但应注意寒凉体质的人不宜饮用。

有舌红、苔少、口干或大便较干的人，可改用性凉生津的西洋参，也可选择生晒参和西洋参一起服用；有畏寒、大便较稀、四肢欠温、舌质淡胖的人，则宜用性温的红参。在患感冒或其他急性病症的时候，应停服。

心脏不好的人，情绪激动时心气易涣散，容易导致心脏病突发及血压升高。中医认为酸味具有收敛作用，能有效阻止心气太过涣散，保护心脏，防止心脏病突发。因此，最简单的做法是：买些山楂干（鲜山楂更好，但不易储存）备着，当情绪波动时，就分次慢慢嚼碎5个，能疏肝解郁，让心情平静。牙齿不好的老年人可用山楂泡水喝，一杯水放5个山楂干就行，反复冲泡3次。

山楂干还可以在烧菜、炖汤的时候放入，可以收敛心气，又可以去除肉的腥腻，还能降血脂，真是一举多得。

顺应自然，静心养气

人生中的大部分时间是在睡眠中度过的，人要活动也要休息，古人日落而息，顺应自然。当人感到疲乏时，就是身体发出信号，告诉人们要休息了。所以这个时候，建议休息片刻，打个盹儿，让身体得到充分的休息。

二 心情郁闷，周身经络也会瘀堵

"悲哀忧愁则心动，心动则五脏六腑皆摇。"
——《黄帝内经·灵枢·口问》

人总有心情不好的时候。心情不好时找人发泄还是憋在心里？如果憋在心里，忧虑和烦恼就会危及人体的免疫功能，严重影响健康，甚至会憋出病来。

2003年4月1日，一代巨星张国荣因抑郁症而逝世。2008年，韩国影星崔真实也因患上抑郁症最终自杀身亡。在现代社会高压力、高竞争环境下生存的都市人群不堪精神压力、世间痛苦，因抑郁症而自杀的事件也在不断上演。

抑郁对心脏的影响

经常抑郁的人不仅会导致神经衰弱等精神上的疾病，更重要的是，抑郁会使心这个君主失去清明，继而会阻塞人体周身经络，出现经络瘀塞、不通达的情况。

如果一个人情志不畅，内心太过抑郁、恐惧或悲伤，都会导致气滞。气滞则血瘀，身体正常的气血循环一停，停在哪里就会堵塞到哪里，加重气血失调的现象。

要想保持经络畅通，首先要保持心情舒畅。心情舒畅，身体里的气才能顺，气顺畅了，血就会通畅，身体才能健康。

所以心情抑郁时要扶助阳气，阳气畅达则精神振奋、心志安宁。我有两个办法可以补助阳气，一个是晒太阳，另一个是运动，动则生阳，特别是有氧运动，对畅达阳气可以起到很好的作用。

阳光——"暖和的抗抑郁素"

阳光犹如一种天然的"兴奋剂"，对改善情绪很有帮助。曾有报道，躺在窗户朝东病房里的抑郁症患者，要比躺在窗户朝北病房里的早康复几天。这也证明，阳光是极好的天然抗抑郁药物，尤其是早晨的阳光效果最佳。如果坚持每天早晨散步 30 ~ 60 分钟，晒晒温暖的阳光，就能加快新陈代谢功能，从而有效缓解抑郁。

有氧运动抗抑郁

运动能提升阳气。现代医学研究证实，运动可以刺激大脑释放出内啡肽，让人产生轻松、愉快的感受，对抑郁症患者有好处。因此，抑郁症患者可适当进行慢跑、太极、瑜伽、游泳、跳绳、爬楼梯、登山、自行车越野、散步等有氧运动。但运动不能完全代替药物治疗，同时在运动中，还要注意 3 个原则：

定一个合理的目标

抑郁症患者容易产生失败感和自卑感，刚开始运动的时候，不要把目标定得太高，以免打击士气，增加挫败感。慢慢来，每次运动的时间不用太长，每周进行 3 次有氧运动，等到机体适应后再逐渐增加运动量。

选择自己喜欢的运动

多数抑郁症患者对事物提不起兴趣，因此要选择自己感兴趣的运动，也可以尝试不同的运动方式，替换或结合不同的运动项目，不要太机械化，提高新鲜感。总之，是为了达到快乐运动、运动快乐的目的。

让亲人和朋友一起参与运动

抑郁患者容易产生孤独无助的负面情绪而钻牛角尖，和亲人和朋友一起运动，加强与人的交流和沟通，分享内心世界，更能在同伴的鼓励下重拾信心，坚持锻炼。

┤ **杨力提示** ├

抑郁症的防护措施

1. 适当增加香蕉、深海鱼、菠菜、干果、鸡肉、全谷类等的摄入。
2. 按时作息，早睡早起。居室、工作场所应宽大明亮、色彩明快。
3. 适当外出活动，增加光照。欣赏轻松的音乐。
4. 餐前用脑过度，进餐时情绪激动、愤怒，餐后立即用脑或用力工作劳动，均不利于病症的恢复，一定要控制。

三 心累是最大的劳累，防心劳四字诀

> "心者，五脏六腑之大主也，精神之所舍也，其脏坚固，邪弗能容也。"
>
> ——《黄帝内经·灵枢·邪客》

常听身边有人抱怨："哎，活得真累！"曾有一项专业调查显示：有61%的白领经常感到"心累"，他们的压力主要来自于工作，其次为情感，最后是生活。

黄先生是一家外企的主管，工作认真，责任心又强，每时每刻都紧绷着工作的弦，不敢松懈。可近来，他常把"累"挂在嘴边，总觉得自己情绪低落、缺乏工作热情，又不得不强撑着处理各项事务，他这就是典型的亚健康。

一个人最大的劳累莫过于心累。心累，凡事看不开、放不下，就会导致机体内各器官的调节作用失衡，久而久之疾病就会缠身。

《黄帝内经》中说："心者，五脏六腑之大主也，精神之所舍也……"精神，是指人的意识、思维活动和一般的心理状态。人有七情，是正常的情绪变化，一般是不会损害健康的。但如果突然的，或剧烈的，或长期的精神刺激，使情绪反应过于强烈或持久，就会引起心神的过度活动，导致疾病潜伏人体，这就叫"心劳"。防"心劳"关键要学会自我调摄，保持健康心境，可采用平、松、正、专四字诀。

平衡七情

"平"首先要做到"心平"，平是平衡、平和之意，"心平"才能"气和"。只有心理平衡，才能保证气血流畅、阴阳平衡，人体才能健康。

中医讲七情，即喜、怒、思、忧、悲、恐、惊，认为"七情致伤""病从心生"，大喜伤心，大悲伤肺，大怒伤肝，大恐伤肾，大思伤脾。那么，该如何完成精神和情绪上的调节和平衡呢？

肝在志为怒，金克木，悲胜怒，所以大怒时不妨看一场悲剧，肝气平了，怒气就可以消了。有位先生，因与兄弟争房子，伤了和气，甚至打了起来，后来气得发了狂，到处奔走叫骂。朋友请了一位中医，医师判断这是"怒伤肝"，就骗他说："你的弟弟出了车祸，抢救无效已经死了。"他听了先是一愣，接着大哭起来："兄弟啊，我对不住你啊……"哭完，他的病好起来了，这就是典型用悲伤制怒的例子。

心在志为喜，水克火，恐胜喜，所以大喜伤了心神而出现精神障碍，可用恐进行制约。如前文所述的"范进中举"的故事，大家耳熟能详。范进中了举人后，竟然欢喜得疯了。最后请范进最怕的老丈人胡屠户来，胡屠户凶神似的走到范进跟前，说道："该死的畜生！你中了什么？"一个嘴巴打过去，竟然给打好了。

脾在志为思，木克土，怒胜思，虽然愤怒是一种不良的情绪，但它属于阳性的情绪变动，因此对忧思不解而意志消沉、食欲不振者，可以用激怒疗法治疗。有一个年轻小伙因失恋得了抑郁症，每天萎靡不振，似醒非醒，魂不守舍。家人不得已请来了老中医，老中医诊脉后，大骂他道："一个大男人，竟为一个女子弄得如此狼狈不堪，有什么出息？如果是我的儿子，早就赶出去了。"年轻人听了勃然大怒，站起来就要打那老医生，被他父亲紧紧拉住。不想，年轻人的抑郁症状竟然解除了。这就是怒胜思在生活中的应用。

肺在志为忧，火克金，喜胜忧，因而喜乐能够治疗因忧愁、悲哀等不良情绪活动所致病变。当你忧郁时，最简单的做法莫过于听笑话、看喜剧了。古书载有一个书生爱上了一个小姐，但他父亲不同意，因而难过不已，伤了肺，咳了起来，越咳越重，后来竟呕血了。在外地经商回来的父亲知道情况后，就去找医生。医生说遂了他的心意，病就会好转。他的父亲只得去小姐家提亲。当书生知道小姐同意了亲事后，心中大喜，咳嗽、呕血竟豁然而愈。这就是喜胜忧在生活中的应用。

肾在志为恐，土克水，思胜恐，所以一个人心惊胆战时，要学会冷静思考，凡事多思考，才能豁然开朗，柳暗花明。《三国演义》中诸葛亮用空城计退敌的故事就是很好的思胜恐范例。司马懿大军压境，城内空空如也，诸葛亮想出了"空城计"，他用深思熟虑战胜了惊恐，从容躲过一劫。

适当放松

松即心松。心松，就是丢掉杂念、去掉私心。这里的松不是松劲、松散，而是松而不弛，松而不懈。人生在世，尽量做符合实际、力所能及的事情，不要好高骛远、急功近利，这样日子才能过得真实、自在。

平时即使负担重一点，压力大一点，也要坦然面对，笑对人生。比如适当娱乐给身心放个假，工作之余多运动，可以散步、跳舞、打球等，另外，开怀大笑也是一个好方法，能帮助人宣泄负面情绪。

心存正念

正即指心正、正直、善良。俗话说："不做亏心事，不怕鬼敲门。"只要堂堂正正、清清白白做人，不做违法乱纪、亏心悖德之事，就无愧于心，吃得香、睡得稳，心理自然处于愉悦平衡状态，身体功能必然和谐。

相反，心术不正，整天挖空心思为自己谋算，必然会整天心中不安，夜里噩梦缠身，使得人体生理失常，心弦紧绷，正气不足，以致早衰折寿。

常怀感恩之心，慈悲为怀，与人为善，多想别人的好处，少记他人的不是，总之心存正念，少生邪恶，何愁"正气"不足？"正气"足者，何病之有？

中国文化和中医是一脉相承的，人们常把为善、做善事的人称为"热心肠"，这其实有中医原理在里面。

道家讲"善能生阳"，就是说善良、为善能增强人体的阳气。这种阳气汇聚为一股暖流，中医认为人体有两个脏腑必须时刻保持较高的温度，那就是心和小肠。因为心要鼓动气血，小肠要消化食物，温度太低，它们就没法工作。又因为心经和小肠经相表里，它俩可以互相作用、互相影响、互相"温暖"，再加上小肠经属阳，心为"阳中之阳"，它们一温暖，全身的阳气充足，病邪就无法入侵。

专心致志

社会在发展，如果跟不上节奏就会觉得累。想干的事情很多，做过的梦也有很多，可是什么也没有做成，就会觉得累。

清朝养生家曹庭栋提倡："心不可无所用，非必如槁木，如死灰，方为养生之道。"可见，专心则凝神，神定则心安。一个人心神安静，集中精力做事，不被外物所打扰，往往不会有疲劳感，也更容易走向成功。

┤ 杨力提示 ├

缓解压力的秘诀

1. 钙是天然的压力缓解剂，多吃一些含钙类的食物，如奶及奶制品、大豆及豆制品、韭菜、鱼虾、芝麻、核桃等。
2. 咀嚼零食可以转移人对紧张和焦虑的注意，从而抑制紧张兴奋区，使身心得到放松。
3. 喝一杯酸梅汤或果汁醋，酸味入肝，可疏通郁结的肝气，缓解压力。

四 恬愉是养心安神的根本

> "恬淡虚无，真气从之，精神内守，病安从来？"
>
> ——《黄帝内经·素问·上古天真论》

"恬淡虚无"是指心胸开阔，将一切看得很淡，不斤斤计较，这样一来，体内的精、气、神就能顺畅地运行；"精神内守"是指人心无杂念，不受纷繁复杂的物质世界的诱惑，若能达到这样的境界，又怎么会生病呢？

精神内守，病安从来

《黄帝内经》告诉人们："以恬愉为务，以自得为功。"恬，安静也；愉，即愉快、乐观、开朗；务，指任务。人若能充分利用喜乐这种良性情绪和心态，对气血的调和畅达是很有好处的，有助于祛病延年。

生活中许多人喜欢与别人攀比，要知道"人比人气死人"。攀比必然使人产生无尽的烦恼，若烦恼缠身，吃不下饭，睡不着觉，久而久之，疾病入体，如此，谈何健康长寿？

这里给大家开一个心灵处方：要保持心情愉快、精神安定，要知足而乐、自得其乐、大肚能容、笑口常开，不要攀比、忧患得失、小肚鸡肠、愁眉苦脸。真正做到这个，自身的抵抗力就强了，免疫力也会得到提高，病邪就不会入侵了。

知足者心常乐

漫漫人生路，谁的人生能一帆风顺呢？所谓"人生不如意事，十常八九"，加上责任的重担和紧张的工作，心这个"君主之官"，会受到各种各样的冲击，若是处理不好会形成"主不明"的状态而引发"十二官危"，从而产生各种疾病。

古人云"仁者寿""乐者寿""事若知足心常乐，人能无求品自高"。若能在逆境中保持乐观向上的情绪，从容平和的心态，做到"事大事小，过去就了"，对于身心健康自然会有好处。

"事在人为，莫道万般皆是命；境由心造，退后一步自然宽"。很多人都爱说没有过不去的坎，但真正遇到具体事情时，又是毫厘不让，寸土必争，常常为一些鸡毛蒜皮的小事，闹得天翻地覆。

与此相反，《红楼梦》中的贾母胸怀宽广。贾母之所以能在那个"人生七十古来稀"的年代活到83岁，与她心宽神宁、豁达仁厚、乐观开朗是分不开的。她虽年高却爱看戏，一副"老小孩"的性格，常与儿孙们猜灯谜取乐，和晚辈、下人打成一片，用今天的话说，就是能做孩子的好朋友。她对周围的人慈祥宽厚、和蔼可亲，深得晚辈们的拥戴和孝敬，可称之为"仁寿"。

养神需静守

神藏于心，精神奕奕是身心健康的反映。静养心，人的精神的修养，要在静守中去体验，才能精神"内守"。《黄帝内经·素问·上古天真论》上说："提挈天地，把握阴阳，呼吸精气，独立守神，肌肉若一，故能寿敝天地，无有终时，此其道生。"这在今天来讲，就是修炼静功，调心、入静，或静坐，或站桩，一心体会体内气血运行的变化。久而久之，就会真气充沛，五脏安和，形神健在，自然长寿。

站桩功就是"独立守神"的静养。简单的站桩方法是：两脚开立与肩同宽，两膝微屈，腰要直，胸要平，两手上抬，环抱于胸前，手心朝内，手指自然分开，微曲，两手相距约1米，两肘略低于肩，呈抱球状。两目微闭，舌抵上腭，自然呼吸，排除杂念。全身放松，空胸实腹，如同抱球，意守下丹田，想象气从胸部下沉到丹田，精神愉悦地站立。

"空胸实腹"又称"气沉丹田"。"空胸"是指两肩下垂，胸部宽舒，气息通畅。"实腹"指意识引"气"入丹田，"气"充实于腹内。"气沉丹田"，其实就是运用腹式呼吸，但不等同于腹式呼吸，是指在意念集中的情况下配合腹式呼吸，把"意"和"气"集中在丹田，丹田就像一个充满气体的皮球，会感到有一团热气聚在里面。

站桩功可以锻炼身心，让心态平和，令全身气血顺畅，内外一体，如此则"气血冲和，万病不生""经络顺畅，何病之有"，达到有病者治病，无病者防病，强身健体，培植元气，增强力量，内健外强的效果。

练习站桩功对高血压、糖尿病、慢性肠胃炎、气管炎、头痛、失眠、腰肌劳损、四肢麻木、便秘等常见疾病有辅助调理作用。

在练习站桩功过程中，可能会出现肌肉震颤、肢体酸麻、坠胀、周身温热、微微汗出等反应，这些都是正常现象，不必恐慌。这种情况多半是肌肉不够强健、气血欠通畅的表现。坚持练习 10 天左右，就会感到全身轻松愉快，各种不适感觉随之消失，渐渐体会到气血通畅，肌肉灵活，疲劳感减轻。有人还会出现流眼泪、打哈欠、打饱嗝、腹鸣等现象，这说明经络和气血的壅塞消除了。

练习站桩功应以循序渐进为原则，最初不宜站立太久，以 3 ~ 5 分钟为宜，以后可逐渐增加到 10 ~ 20 分钟，熟练后可根据个人体质强弱和病情自行控制时间。

| 杨力提示 |

整理情绪的好方法

1. 不要把工作当成一切。分出一些时间给家庭、朋友、娱乐等。
2. 暂时将所有事情抛开。休息一下，呼吸下新鲜空气。
3. 如果什么事情烦你，找个朋友来谈谈心，很快会使你好起来。

五 防治"心病"的五条捷径

> "上古之人，其知道者，法于阴阳，合于术数，食饮有节，起居有常，不妄作劳，故能形与神俱，而尽终其天年，度百岁乃去。"
>
> ——《黄帝内经·素问·上古天真论》

这里所说的"心病"指的是人的心理出现了问题。在快节奏、高压力的现代社会，遭遇"心病"困扰的人越来越多，而"心病"又是许多疾病产生的根源，所以，如何调节心理和情绪、保持心理健康，已成为现代人需要关注的问题。下面介绍 5 种常用的方法帮助大家调节心理和情绪：

转移思路

当生气、苦闷、悲伤时，可以暂时回避一下，努力把不快的思路转移到高兴的思路上去。比如，换一个环境、做一件有意思的事情、探亲访友等。"难得糊涂"是改善心情的好方法。

向人倾诉

有不愉快的事情，应学会向人倾诉。把心中的苦处告诉知心人，不仅能得到安慰，心胸也会像打开一扇门。向朋友倾诉，这还需要先学会广交朋友，如果经常对别人有防范意识，不结交朋友，就没有倾诉对象。没有朋友，不仅遇到难事无人帮助，也无法找到一吐为快的对象。

从生活中找乐趣

有意饲养猫、狗、鱼、鸟等小动物，或种植花草、菜果等，可以起到排遣烦恼的作用。遇到不如意的事，主动与小动物亲近，会使人快乐。洗洗菜、浇浇花或坐在葡萄架下品尝水果，都能够很好地调节不良情绪。

培养爱好

人没有爱好，生活会显得单调。除本职工作外，要学会培养自己的业余爱好。唱歌、跳舞、打球、集邮等都能使业余生活变得丰富。心情不好时，可以全身心投入自己的爱好中，这样有助于排解郁闷心情，让自己的心胸变得开阔明朗。

多舍少求

常言说"知足者常乐"，总是抱怨自己吃亏的人，不容易获得愉快。多奉献少索取的人，总是心胸坦荡，笑口常开。这样有利于呵护身心健康，防治"心病"。

第二章　顺应四时养心调神

■ 一　一年之计在于春，养心重在排毒发陈

> "春三月，此为发陈。天地俱生，万物以荣。夜卧早起，广步于庭。被发缓形，以使志生。生而勿杀，予而勿夺，赏而勿罚。此春气之应，养生之道也。逆之则伤肝，夏为寒变，奉长者少。"
>
> ——《黄帝内经·素问·四气调神大论》

春天的主要任务是排毒发陈。在万物萌发的春天，我们的体内聚集了一个冬天因"冬藏"和各种进补而积攒的废物、垃圾。这时候，如果不能及时将这些累积的废物排出去，对身体的害处会很大。在春天这个适合排毒发陈的季节里，我们既要养肝，也要养心，学会给心排毒。

春季养肝更要养心

春天万物复苏，草木荣生，世间万物都在焕发新的生机。冰雪消融，大地回暖，阳气生发，尤其适合养心，这是因为心喜欢活跃、舒畅、爽朗的气候，对阴霾、寒冷、压抑等有抵触。另外，心脏病多在秋冬季节高发，春天养心，能够降低秋冬心脏病的发病率。

春季要以清淡食物为主

春季人体肝气较旺，所以在饮食上应以清淡食物为主。春季应多食用些蔬果，可选择菠菜、苹果、红枣等食用。其中含有丰富的维生素和矿物质，可补充人体必需的维生素，对心脏有益处。春天饮食不要过于油腻，也不要太过辛辣，烹饪可选择蒸、煮、凉拌、炒等方式，尽量保留食物中的营养成分。

适合春天做的运动：慢跑

春天可选择一个安静的公园，或一条清净的林间小路，一边欣赏沿途风景，一边慢跑，这样不但能舒筋活血，也能看到大自然美丽的一面，人会身心舒畅。慢跑后到空气流通的地方进行深呼吸，可以高举双臂，闭上双眼深呼吸，这时会感到风从耳边经过，心脏也会随着均匀的呼吸而更有律动感。但要注意，运动时身体难免会出汗，一定要注意保暖，换季时要预防感冒。

如何给心脏排毒

一般来说，心有毒素主要表现在两个地方：一个是舌头，一个是额头。中医认为舌为心之苗，舌头和心关系很密切，一旦心里有火，舌尖就容易长溃疡。要是心脏的毒素累积过多，额头就会长出痘痘，提醒我们心脏的毒素该清了。这时候如果毒素没有排出去，就会引起失眠、心悸。再严重下去，就会引起胸闷或胸部刺痛了。所以，我们要趁毒素累积较少时，抓紧时间排毒。

给心脏排毒可以选用莲子心泡茶，方法是：取莲子心 3 克，用开水泡茶，凉凉后饮用。每天饮用 1 小杯，能够很好地化解心脏热毒，莲心味苦，能够帮我们散发心火。除了喝莲心茶外，还可以选择吃苦瓜、绿豆汤来排毒。

┤杨力提示├

春季养心有两忌

1. 忌寒冷。早春时节寒意还未退去，所以一定要注意保暖。寒冷会使人体血管收缩，血流量减少，这时心脏需要加大工作量才能满足机体需求。
2. 忌情绪反复无常。情绪的变化会使人体内肾上腺激素发生变化，从而导致心脏跳动速度发生改变以，会影响心脏跳动频率。

二 夏季应心而长，养心好时节

> "夏三月，此为蕃秀。天地气交，万物华实。夜卧早起，无厌于日，使志勿怒，使华英成秀，使气得泄，若所爱在外。此夏气之应，养长之道也。逆之则伤心，秋为痎疟，奉收者少，冬至重病。"
>
> ——《黄帝内经·素问·四气调神大论》

按照中医的五行学说，夏季是属火的。火属阳，夏天是一年中阳气最盛的季节，也是我们身体新陈代谢最旺盛的时候。所以，在心火很旺的夏天，一定要重点养护我们的心。

夏天是阳长阴消的极期，夏天主长，万物茂盛，心气内应，养生应以养心为主。这时要使气得泄（当出汗就出汗），因为夏天属阳，阳主外，所以汗多。逆之则伤心，就会降低人体适应秋天的能力，也就是所谓的"奉收者少"。

夏季心脏容易出现的问题

冠心病

夏季天气炎热，人体内肾上腺激素分泌增多，心跳加快，冠状动脉收缩，使心脏负担加重。此时心脏不好的人容易患冠心病。

心肌梗死

夏季人体出汗量增多，血液中水分减少，血液易黏稠，容易引发心脏病，严重时会出现心肌梗死。

心绞痛

夏季天气炎热，人的情绪易受到影响，容易产生紧张、抑郁等情绪，会影响人体血液循环，心脏会随之受到牵连，更容易出现心绞痛。

夏季苦养心，过苦也会"伤心"

夏季天气炎热干燥，容易上火，这时可以吃一些味苦的食物。苦味入心，同时具有清热去火、生津润燥等功效，适合夏季食用，可以选择苦瓜、生菜、苦菜等。

但食用味苦食物一定要注意量，食用过多反而会化燥伤阴。

夏季养心，适合静心休养

夏季养心讲究"静"，要学会静心休养。心中清净，才能真正养心，心中无杂念、无大喜大悲，对心脏大有益处。

夏天让自己出点汗

夏季天气炎热，能"使气得泄"，所以最自然的状态就是皮毛开泄、汗出畅通。我们可以趁这个时机顺应自然，让汗液带走一些代谢废物。如果夏天不出汗或很少出汗，就会让气血不顺畅，还很容易生病。因此，如果大家心脏功能正常，夏天应该适当多出点汗。那么这汗该怎么出呢？

大热天的，许多人不喜欢运动。其实，我们不一定非要运动到大汗淋漓，因为中医认为"大汗伤身"，所以我们只要运动到微微出汗、气喘，但依然能够轻松说话的程度就够了。至于运动的时间，可以避开温度最高的白天，选择 10 点之前或 17 点之后都可以。出汗后还要注意及时补充水分，以免血液黏度增高，从而诱发心血管疾病。

夏天容易做出的"伤心"举动

过量饮酒

夏季天气炎热，许多人喜欢喝啤酒，尤其朋友聚在一起，很容易喝过量。酒精会使人心率加快、血压升高，容易引起心脏不适。

熬夜

夏天本就昼长夜短，年轻人又喜欢熬夜晚睡，这其实严重影响人体内各器官的正常休息，是一种很"伤心"的行为。

常吹空调

经常吹空调不但容易感冒，而且对心脏也不好。室内外温差过大，会使人体血管收缩，血液流通不畅容易出现栓塞，从而诱发冠心病等心血管疾病。

三 秋季转凉，养心要防燥

> "秋三月，此为容平。天气以急，地气以明。早卧早起，与鸡俱兴。使志安宁，以缓秋刑。收敛神气，使秋气平。无外其志，使肺气清。此秋气之应，养收之道也。逆之则伤肺，冬为飧泄。奉藏者少。"
>
> ——《黄帝内经·素问·四气调神大论》

秋天天气逐渐转凉，初秋湿燥，晚秋悲凉，古代许多文人墨客以秋伤怀，表述心中苦闷之情。秋风萧瑟，人也会变得伤感，容易出现抑郁情绪，所以这个季节心脏病的发病率要比春夏季节高许多。秋天养心很关键，心脏同时也能感知外界环境的变化，天气转凉，阳气收敛，心气易不足，所以秋天养心很重要。

秋季养心要注意保暖

到了秋季，天气转凉，大自然阳气潜藏，人体阳气也随之转入收敛状态，只有此时很好地收藏，来年才有生发的基础。可是阳气如何才能更好地潜藏呢？在深秋季节要适当增加衣服来保暖，心脏喜暖畏寒，心脏不好的人在秋季一定要注意御寒。

秋季养心要防"秋燥"

入秋后天凉了，但容易口干舌燥、鼻出血。不少人感到鼻腔干燥，一不小心还流鼻血；喉咙也痒痒的，频频干咳，时有少量的痰，却总是咳痰不爽；嘴唇一碰就干裂，这就是中医常说的"秋燥"。这主要是因为天气燥热，温度偏高，相对湿度偏低而空气干燥，造成上呼吸道黏膜和皮肤表面的水分容易蒸发和流失，从而出现上述症状。防治"秋燥"，需要养阴益气，养阴可以防治肺燥，益气能够温养肺气。因此，秋天应该多吃山药、银耳、莲子、猪蹄、藕、梨等食物。

秋季饮食宜多吃粥和梨

刚立秋的时候，就有许多人忙着"贴秋膘"了。一年四季，"春生、夏长、秋收、冬藏"，人体在秋天要把春生夏长所积累起来的能量和物质转化成生命的精华，藏到身体最深处。

春夏季节，人体的阳气往外发散，腹中虚寒，没有足够阳气来消化食物，所以饮食要以清淡为主，否则脾胃会不堪重负，滋生湿热，容易生病。秋冬季节是人体阳气收藏的过程，阳气也潜藏到身体深处，温暖脾胃，使消化能力增强。这时候适当进补，对身体来说是很好的。不过刚入秋，暑气没有散去，脾胃依然虚寒，先不要急着吃一些肉类或滋补药材，最好推迟到秋分以后进补，效果更好。

秋季可以多吃秋梨。因为秋季燥字当令，秋梨可养阴，缓解秋燥之气。秋梨被誉为"百果之宗"，有生津、润燥、消痰、止咳、降火、清心等功效。

秋季还可以多喝粥，有养阴润肺、健脾益胃的功效，梨粥具有良好的润燥作用，胡萝卜粥对皮肤粗糙、口唇干裂、两眼干涩、头皮屑增多等有一定防治作用。

秋季养心要动静结合

初秋早晚温度适宜，适合外出锻炼。大家可以选择在秋天根据个人不同的身体状况，采取不同的运动方式，如慢跑、爬山、打太极等，不要突然剧烈运动，以免加重心脏负担。

秋天除了"动"，还要"静"。静指的是心中清净，精神放松。古人认为静可养神，还可养心。身体处在静止状态，体内各器官没有过多消耗，心脏也可得到保养。可以在秋天的早晨选一个清净的公园或树林，做 10 次深呼吸，吸入新鲜空气，之后向远方眺望，这样不仅能使身体放松，心神也会净化和舒缓。

┤ 杨力提示 ├

心脏不好的人秋季应该注意什么

1. 注意保暖。秋天气温逐渐降低，心喜暖畏寒，心脏不好的人一定要注意御寒。
2. 预防感冒。感冒容易引发一系列炎症，如支气管炎、扁桃体炎等，这些会影响人的心肺功能，心脏不好的人尤其要注意。
3. 注意休息，劳逸结合。秋天，心脏不好的人要注意休息，不可进行超负荷的工作，劳逸结合，别让身体感到疲倦。
4. 注意调节情绪。秋季容易伤感，但大喜大怒大悲都会促进人体肾上腺激素分泌，使血压升高，心脏不好的人易加重病情。

四 冬季寒冷，心要暖养

"冬三月，此为闭藏。水冰地坼，勿扰乎阳。早卧晚起，必待日光。使志若伏若匿，若有私意。若已有得，去寒就温。无泄皮肤，使气极夺。此冬气之应，养藏之道也。逆之则伤肾，春为痿厥，奉生者少。"

——《黄帝内经·素问·四气调神大论》

冬天是四季中最寒冷的季节，草木枯萎，万物凋零。这时人会有畏寒之感，代谢变得缓慢，产生热量较少。人体内阳气潜藏，阴气发散，气血流通变缓，这时心脏容易受寒气侵袭，所以冬季更应该养心。四季中冬季心脏病的发病率最高，因为冷空气可能会导致冠状动脉收缩，心肌缺血缺氧，所以容易引发心脏病。

冬季养藏，尽量减少外出

冬天是万物生机都要潜伏闭藏的季节，这时候要适应这种"藏气"，别过多扰动体内的阳气。对于养心来说，我们也要遵循这种自然规律。经历了春夏的发散之后，到了秋冬季节，就要"收心"了，饮食起居各方面都要有所调整。

冬天，我们要减少外出的时间，尤其是寒冷的早晨，因为天气冷的时候，血管就会收缩，冠状动脉也会受到影响，在一定程度上导致心肌缺血，心脏的负荷也会加重。所以，冬季是心血管病的高发期。许多心脏不大好的人一入冬，胸闷、气短和心悸的症状都会加重，天气变冷，心脏本身的负担已经变重了，如果再晨练，那就会雪上加霜。最好等上午 10 点以后，太阳出来了，阳气比较充足时，再到室外活动。

冬季可以选择的锻炼项目有慢跑、快走、打太极拳等。

冬季饮食要注意

冬天寒冷，人体阳气不足，阴气最盛。所以在饮食上要选择一些滋补阳气的食物，如羊肉、韭菜、糯米、红枣、桂圆、花生、山药、核桃等。

心脏病患者怎样过冬

睡眠要充足，注意保暖，预防感冒

冬季人体容易产生乏力、焦躁之感，而且冬季夜晚漫长，天气寒冷，可以适当增加睡眠时间。另外，睡觉时除了要注意保暖，还要保证空气流通，不要蒙头睡，被窝中氧气不足会使血液供氧减少，影响心脏健康。所以我们在睡觉前要将被子盖好，不要养成蒙头睡的习惯。

睡醒后不要马上起身，睁眼后可静卧 3 分钟，然后起身穿衣

睡眠时人体的血液已适应平躺状态下的流动方式，猛然起身会出现脑部供血不足的头晕现象。另外，有心脏病的患者更不要醒后猛然起身，不然可能会引起胸闷、心绞痛等症状。

洗澡时要注意时间

冬季寒冷，所以许多人在洗澡时会将水温调得很高，长时间淋浴。这时浴室中水蒸气过多，会使血液供氧不足，心脏病患者可能会因此发病；另外水温过高会导致血管扩张，血压下降，时间太长会让人有呼吸困难、疲劳虚弱之感，对心脏不利。因此，洗澡时温度和时间一定要掌控好，一般控制在 15 分钟左右。

冬季养心两大误区

多喝酒可以御寒

喝酒能使人体散发热量，所以喝完酒后会感觉暖和，但这只是一时的现象，之后身体会更冷。另外，多喝酒会导致人体肾上腺激素分泌增多，加快血液循环，使心跳动加速，对心脏不利。

脚暖身体就暖，衣服穿薄点没关系

冬天，有的人为了彰显"美丽"，穿得很少，认为脚暖和就行。其实这种理解不对，身体中的许多器官如心脏、肠胃等都害怕寒冷，对温度变化很敏感，容易受寒出现疾病。所以冬季不仅要暖手脚，还要暖身体，穿厚衣服。

第三章　养心就在日常起居

一 生活作息有规律，让心脏保持年轻

> "人能应四时者，天地为之父母；知万物者，谓之天子。"
>
> ——《黄帝内经·素问》

作息，就是工作和休息。要想身体好，工作和休息应该遵循一定的规律。作息的基本规律可根据以下两个方面：

效法自然

效法自然就是要做到天人合一，根据自然界的变化来调整作息。《黄帝内经》曰"人与天地相参也，与日月相应也""天地之间，六合之内，其气九州九窍、五脏、十二节、皆通乎天气"。即人与天地自然是息息相关的，都是按照阴阳五行规律运动和变化的，这是《黄帝内经》天人相应的整体观。这种观念反映在养生方面，就要求人们效法自然，根据自然界的阴阳消长及寒暑变化来调摄自身阴阳，使机体与天地自然相通而保持健康。对于一天之内的作息，《黄帝内经》认为人体的活

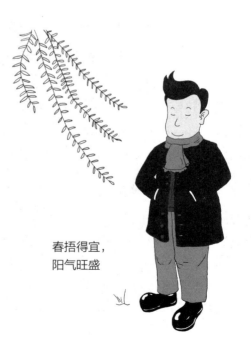

春捂得宜，
阳气旺盛

动应顺应阳气变化的规律，在白天阳气旺盛时工作，在傍晚阳气逐渐收敛时就应该减少活动，不要扰动筋骨、触犯雾露。如果违反了阳气盛衰的规律，就会导致身体憔悴衰弱。对于如何根据四季阴阳变化来安排作息，《黄帝内经》也提出了其养生原则，即"春夏养阳，秋冬养阴"。总之，顺应自然变化的规律来养生，可使人体正气充足，机体健康，而如果时常违反自然规律，就可能导致人体阴阳气血失调，变生各种疾病，折损寿命。

合乎自身

合乎自身，简单来说就是根据自身情况调节作息，劳逸结合。作息要合乎自身规律，应在效法自然的基础上进行，它是效法自然的补充。人的年龄有长幼之分，体质亦有强弱之别，比如有人睡 8 小时就足够，有人却睡 10 小时还不解困。同样的工作量，有人能够轻松完成，有人却感觉很吃力，甚至无法完成。所以，必须根据自身情况来安排自己的作息，不要盲目追求和别人一样。在感受疲倦时，就要注意休息；在感觉困乏时，就要注意睡觉，这是根据自身调节作息最基本的原则。

近年来，通过改变作息来调整人体生理病理节律，以预防心脑血管病的发作，也是心脑血管病的专家提倡的一种疗法。

冠心病、心绞痛、心肌梗死、脑血栓等心脑血管病的发作往往会发生在夜间。这是因为夜间冠状动脉张力增高，易引起冠脉痉挛，而冠状动脉管径变小，导致心脏组织缺血、缺氧。如果晚餐时进食过量，尤其是吃很多过于油腻的食物，则易诱发心脑血管病。因为油腻过重，可导致血脂暂时性异常升高，血液黏滞度增大，血流缓慢，尤其是已有狭窄、粥样硬化的冠状动脉血管，过食油腻可使其病状加重，甚至发生血栓阻塞。另一个原因是，晚上 7 时至 8 时是肠胃功能较弱的时间，如果此时进食量过大，晚上睡觉时膨隆的胃会压迫横膈膜，使胸腔内压改变，影响心脏功能与血液回流，这也是诱发心脏病的因素之一。

因此，将晚饭时间提前，同时减少进食量，少食油腻食物，就对预防或减少心脑血管病的发作有益。同时依据自身的体质状况，效法自然，顺时作息，就能大大降低心脏异常的概率。

┤ 杨力提示 ├

让心态年轻的方法

1. 多与年轻人交往，可以受到年轻人活力的感染。
2. 要有所爱好。在家里学学书法、看看书、读读报、下下棋、种花养鸟、出外垂钓，于爱好中陶冶性情。
3. 尽量参加一些力所能及的工作，争取做到心理上和体力上都不服老。

二 养心有睡方：睡好子午觉

> "夫卫气者，昼日常行于阳，夜行于阴。故阳气尽则卧，阴气尽则寤。"
>
> ——《黄帝内经·灵枢·大惑论》

古人把昼夜24小时分为12个时辰，2小时为1个时辰。子午觉就是晚上在子时（头天23：00～次日1：00）熟睡，白天在午时（11：00～13：00）午休。

为什么要睡好子午觉

要了解这个问题，我们就先来谈谈睡眠的机制。按照中医养生的观念，睡眠与醒寤是阴阳交替的结果。阴气盛则入眠，阳气旺则醒来，所以《黄帝内经》说："阳气尽则卧，阴气尽则寤。"

那么我们就更能够了解睡子午觉的意义了。因为按照《黄帝内经》的睡眠理论，夜半子时为阴阳大会，水火交泰之际，这时称为"合阴"，所谓"日入阳尽，而阴受气矣，夜半而大会，万民皆卧，命日合阴"。所以夜半应长眠、深眠，因为阳尽阴重之故。

反之，午时为日出阴尽，而阳受之，日中而阳重，阳主动，此时应为"合阳"，此时应是工作最出效率之时，适当地休息一下，更容易养足精气神，为工作积蓄能量。

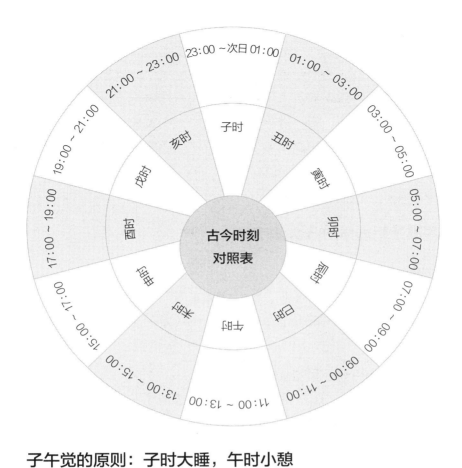

古今时刻对照表

子时 23:00～次日 01:00
丑时 01:00～03:00
寅时 03:00～05:00
卯时 05:00～07:00
辰时 07:00～09:00
巳时 09:00～11:00
午时 11:00～13:00
未时 13:00～15:00
申时 15:00～17:00
酉时 17:00～19:00
戌时 19:00～21:00
亥时 21:00～23:00

子午觉的原则：子时大睡，午时小憩

睡子觉就是说夜晚在子时以前上床，子时进入最佳睡眠状态。因为子时是"合阴"时间，睡眠效果最好。睡午觉，就在午时（11：00～13：00）小憩片刻。所以睡子午觉是"子时大睡，午时小憩"。

午时小憩养足精气神

午时（11：00～13：00）为心经当令，此时阳气到达顶峰后，盛极必衰，就逐渐开始衰落了，而阴气开始生发。动生阳，静生阴，所以午时宜静卧或静坐30分钟，既可以生发阴气，又能保心气。即使没时间睡觉或睡不着，闭目养神对身体也有益处。

中医认为心为"君主之官，神明出焉"，午时正是阴阳相交合的时候，正所谓"阴阳相搏谓之神"，此时小憩最能养精气神。养好了精神，下午才有精力做事。

午时心经最旺，有利于周身血液循环，心火生，胃土利于消化，这时最适合吃午饭。不过，老年人最好静坐或闭目休息一下再进餐，因为人心平气和，气机调顺了，胃口才好，消化才好。午餐应美食，所谓美食，不是指山珍海味，而是要求食物暖软，不要吃生冷坚硬的食物，也不要吃太油腻的东西。此外，最好只吃七八成饱，过饱则会加重肠胃的消化负担。食后可用茶漱口，涤去油腻，然后午休。

提高睡眠质量的 3 大法宝

睡前减慢呼吸节奏

睡前可以适当静坐、散步、听轻缓的音乐等，使身体逐渐入静，静则生阴，阴盛则寐，最好的办法是躺在床上做几分钟深呼吸，精神内守，睡眠质量才会最好。

睡前可以吃点养心阴的食品

睡前 2 小时可吃一点养心阴的东西，如冰糖莲子羹、小米红薯粥、藕粉等，因为人睡觉后，心脏仍在辛苦地工作着，所以睡前适当地补益心阴有助于健康。

睡前用温水泡脚入睡最好

睡前用温水泡脚，再辅以足底按摩效果最佳。因为泡脚可以促进心肾相交，心肾相交意味着水火既济，对阴阳相合有促进作用，阴阳合抱，睡眠质量自然较高。

几种常见的失眠

心阴虚失眠

主要由心阴液不足，心失所养，虚热内扰导致。

主要表现为心烦、心慌、胸热、口干、舌红、脉细数、梦多。特点是入睡难，心烦难静。

治疗宜养心阴：用麦冬、莲子、百合、桂圆肉、竹茹泡水饮用。可服中药天王补心丹。

心血虚失眠

主要由生血之源不足，体虚、脾虚，吸收不好而致。多发生于女性生理期后失养或产后、术后失补。

主要表现为面色苍白，血少不养心、指甲、黏膜（眼、口黏膜）苍白。特点是入睡困难，多梦易醒。

治疗宜培补心血：可用猪血、红枣、桂圆、茯苓、藕、当归炖鸡。可服中药归脾丸。

用脑过度失眠

主要由于用脑过度致脑海空虚引起。脑与心肾关系最大，心主神明，肾生髓，用脑过度易致心肾不交而失眠。

主要表现为头晕身重、心神不定、四肢乏力。特点是入睡困难、辗转易醒。

治疗宜养心安神：劳心过度者可从心补脑，养心安神，服补肾健脑片；劳肾过度、房事不节者可从肾补脑，可多喝骨头汤，补肾填髓，也可常食黑芝麻、蛋黄、豆浆、牛奶、胡萝卜等。

肾阴虚失眠

主要由于肾阴亏损，失于滋养，虚热内生所引起。多发生于中青年人群。

主要表现为头晕、腰酸、梦多、遗精、带下、口干、舌红、脉细数。特点是烦热、失眠、盗汗。

治疗宜养肾阴：可服中药六味地黄丸。

肾阳虚失眠

主要由于肾阳亏虚，导致身体元阳不足，致使气血不能养心，从而失眠。

主要表现为易早醒、头晕、怕冷、腰酸、手足冷、舌淡苔白、脉沉缓。特点是四肢寒冷，入睡困难。

治疗宜温补肾阳：可服中药金匮肾气丸。

脾虚失眠

主要由脾胃虚弱引起，胃不和则卧不安。

主要表现为失眠、多梦、健忘、带下、遗精。特点是消化不好，寝食难安。

治疗宜补脾益胃：可服中药香砂养胃丸、人参健脾丸。

三 把握时辰，养心调神

"上古有真人者，提挈天地，把握阴阳。"
——《黄帝内经·素问·上古天真论》

天地有阴阳，阴阳和合为之人，天、地、人是中医养生文化的基础。人要遵循大自然的生命规律，即因天之序。按照时辰来养心，就是天地人合一的良好体现，这样做能够使身心安宁。

戌时敲打心包经

中医认为，心为君主之官，心是不能受邪的。那么，总得有一个东西"代君受过"，这个东西就是心包。心包经起始于心脏的外围，走到腋下3寸处，然后再从腋下一直沿着手前臂的正中线，经过劳宫穴，到达中指。左右手臂各一条。

中医认为，心的病首先会表现在心包上。如果心包经出现问题，心脏也会出现问题。在中医里，心包经的病叫"心澹澹大动"，就是感觉心慌或心扑通、扑通往外跳。

看来，心包经这个"御前护卫"就是来保护心脏这个君主的。如果君主有了什么问题，

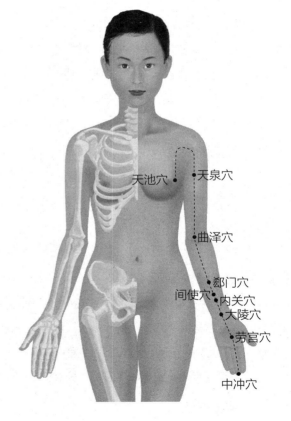

天池穴　●天泉穴

●曲泽穴

●郄门穴
间使穴●●内关穴
●大陵穴
●劳宫穴

●中冲穴

我们可以去敲打侍卫，侍卫是替君主受过的。所以，我们就可以去敲打心包经。

敲打心包经的方法很简单，找一个安静的地方坐下来，身心放松、呼吸均匀，先伸开双臂稍微活动一下，开始敲打心包经。首先用手指掐住腋下的一根大筋，拨动它，当拨到这根大筋的时候，小指和无名指会发麻，就证明拨对位置了。如果每天睡前拨 10 遍，再用空拳拍打手前臂的中线，一点一点拍打过去，直到手腕部，最后到达手掌心的劳宫穴。这样敲打下去，有助于消除郁闷，对身体很有好处。手厥阴心包经走阴不走阳，阴主血，不容易动，所以把心包经打通了，阳经就能走通，气行则血行，气血畅通，心健体安。

敲打心包经时，小臂有酸痛感，大臂有电击感，敲打的速度不能过快，力度可以稍大一些，敲到痛的点就要多按几下，两边都要敲到，每天不少于 10 分钟。

心包经在晚上戌时气血最旺，戌时就是 19：00 ~ 21：00，这段时间吃过晚饭正是应该促进消化的时候，最好在饭后半小时进行。

戌时静坐，保管好自己的"元神"

《黄帝内经》中指出"静则神藏"，静坐是一种很简单的养神方法，只需放松身体闭目静坐即可。静坐可澄心，符合中医"心定则气和顺，气和顺则血道畅，精气内充，正气强盛，强身祛病"的观念。

"静坐养神"的神是什么？是元神。现代心理学认为，元神代表的是大脑皮层调节功能。真要提升元神还得从养神开始，还必须从"心"上下功夫。因为《黄帝内经》里说："心者，君主之官，神明出焉。"说明神产生并总统于心，是人体脏腑组织等一切生命活动的主宰。

佛教中静坐被称为"禅坐"或"禅定"，瑜伽中的冥想也与静坐有异曲同工之效。

为什么要静坐

静坐是集中注意力、达到心神合一的途径。古今中外，静坐养生的例子很多。

第二篇 中医养心大法 一

　　南宋爱国诗人陆游修习静坐养生法，晚年仍精力过人。他曾在《戏遣老怀》诗中写道："已迫九龄身愈健，熟视万卷眼犹明"。静坐养生的效果可见一斑。

　　我曾经认识一位日夜操劳的老师，他患有高血压和动脉粥样硬化等多种疾病，从40多岁起被告知随时可能发生中风。退休后，这位老师开始练习静坐冥想，没过几个月就感到身心轻松，气色越来越好。现在，他一旦发觉自己有可能心烦气躁、血压波动，就会立即告诉自己没有必要那么紧张，然后深呼吸让心平静下来。

　　上面两个例子都是静坐对养护心脏健康的好处。静坐的好处，简单概括来说，有3个方面。

　　其一，静坐益养心。现代人压力大，我们平时往往只注意"身病"，却忽视心病，其实大部分身体疾病是由于心虚气弱造成的，而心虚气弱多是因为忧思惊恐、心烦意乱所致。中医讲是心乱气短、胆惊肝旺、气血耗损，这样六邪（风、寒、暑、湿、燥、火）就会乘虚而入。练习静坐可使我们散乱的心念归于凝定，心定则气和，气和则血畅，所以静坐不但能够治病，还能够修身养性，延缓衰老。

　　其二，静坐益通气血。一个人的生命延续最根本的是气血通畅。练习静坐能镇静大脑，尤其是周围神经系统的活动，而周围神经系统有控制新陈代谢、平衡血压、呼吸和心率的作用。因此，静坐可以辅助治疗身心疾病，如高血压、心脏病、偏头痛等。通过静坐练气，可使气血调和流畅，从而平衡阴阳，祛病延年。

　　其三，静坐益心智。佛家认为，戒而修定，定能生慧。看过《聪明的一休》的人都知道，每当遇到困境时，一休就会盘坐思考，用他的聪明头脑解决无数的难题。我们常说一个人要专心思考问题、冷静思考问题，因为心思乱了，就会马虎大意；内心有愤怒，就会失去理智。心理变化还直接影响生理反应，如头痛、心痛、胃痛、神经痛、食欲不振、精神紊乱等。静坐可以使心理归于平静，气血平和，达到精力集中。而且由于精力集中产生阳和之气，贯注于病痛之处可达到医治疾病、减缓疼痛的效果。

戌时静坐的好处

古代养生家根据昼夜阴阳的变化规律制定了"十二时辰养生法"。其中提到戌时，即 19：00 ～ 21：00；轻微活动后安眠，睡时宜右侧，"睡如弓"，先睡心，后睡眠。

戌时是心包经当令，心包是保护心肌正常工作的器官。心包经主喜乐，所以吃完晚饭后人应该娱乐一下，古人这个时候的娱乐就是唠嗑，现代人可以闲聊、散步等。人在 21：00 应准入睡或进入浅睡眠状态。

古人提倡先睡心，后睡眼，即睡前什么都不想，自然入睡。这就是告诉人们：上床后不要急于躺下，在光线较暗的地方静坐 10 ～ 20 分钟，使身体逐渐入静。静则生阴，阴气盛则寐矣。因此，古人非常重视睡前的静坐功，以此促进睡眠。

唐朝医学家孙思邈认为"能息心，自瞑目"；《外经微言》上更提到"心为君火，心静则火息"，这些说的都是睡前先通过静心来睡心，心不睡抑或不静的人是无法入眠的。因为失眠起于心，许多人一开始睡不着觉是因为精神压力大、思虑过重、心理矛盾冲突多。所以睡前练习静坐功，可以帮助你的脑细胞达到"入静"状态，最终让人产生浓浓的睡意，且对失眠者大有帮助。

静坐的方法

为大家推荐一种静坐功——盘足坐法，这是佛教修习禅定的方法，也很受现代人欢迎。方法如下：

首先，放好软硬适中的坐垫，开始练功时可单盘双腿（将左脚扳上来，压在右股下；再将右脚扳上来，压在左股上。单盘时双腿可以交替盘坐），待适应后，改为双盘（将右脚扳上来，压在左股上，再将左脚扳

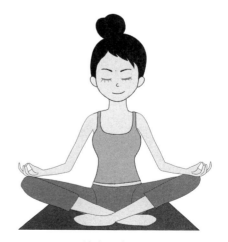

静坐示意图

上来，压在右股上，使两脚掌都朝上）。脊背自然直立，然后将左右两手放于脐下 3 寸丹田之前，两手心向上，男士右手背平放于左手掌上，女士左手背平放于右手掌上，两个大拇指轻轻相抵。与此同时，左右两肩稍稍张开，不可沉肩塌背；头要正，下颌微微内收。紧接着双目微闭，舌抵上腭，意守丹田，犹如婴儿酣睡状，便可进入静坐状态。

要想让静坐养生的效果最好，还需注意以下几方面：静坐宜选择安静、空气流通、光线柔和的地方；静坐时应着装宽松，摘下手表、眼镜、饰物等，以便于全身的气血贯通；静坐时呼吸自然，做到呼长而缓，吸短而促，求自然，不用劲；初练者往往不能很快入静，可以在盘坐好后，口中默念"松"字，念时音要拖长，3 遍即可，同时，在意念上也要暗示自己从头到脚全身放松，面带微笑；初习静坐每次 10 ~ 20 分钟即可，以后可逐渐延长。

值得注意的是，在最初静坐的一段时间里，身体的不同部位通常会出现不同程度的冷、热、酸、麻、胀、痒、痛等感觉，其中腿和背部的感觉最明显。这很正常，不必恐慌，随着静坐次数的增多和时间的推移，就会达到气血通畅的状态，所谓"通则不痛，不通则痛"，那些感觉就会消失，这也正是自身治疗病痛的一个过程。

每次结束静坐前，将两掌对搓数下产生热感，上下轻轻搓脸 3 ~ 6 次，然后双手叠放，掌心向里，手背朝外，放在脐下 3 寸处，3 ~ 5 分钟后再徐徐睁眼，离座，活动腰身、手脚以流通气血。

未时小肠经当令，养生需得法

小肠与心互为表里，表就是阳，里就是阴。阴出了问题，阳也会出问题，反之亦然。因此，小肠经就像心功能的一面镜子，心的病最初往往会通过小肠经表现出来，而阴病阳治，从小肠经表现出来的心病也可以从小肠经把它治回去。

未时补充营养物质，对心脏的补益作用最大

未时，即 13：00 ~ 15：00，为小肠经当令。小肠经的气血旺盛，就能很好地吸收食物中的营养物质，以供五脏六腑所需。另外，心与小肠相表里，此时补充营养物质，对心脏的补益作用最大。

杏为心之果，味甘、酸，酸味具有收敛作用，能有效阻止心气太过涣散，防止心脏病突发。而且杏中含有丰富的蛋白质、不饱和脂肪酸、维生素、葡萄糖等营养物质，还有独特的类黄酮。类黄酮有预防心脏病和减少心肌梗死的作用，还有防癌抗癌的效果，所以未时吃点杏对心是很好的。

不过，吃杏虽然有益，但忌多食。杏具有强烈的酸性，多吃会使胃酸增多，引起消化不良和溃疡病。杏性温，多吃容易上火，因此热性体质的人不宜吃。另外，正在发热或某器官正在发炎的人应尽量避免食用。

久坐族，为什么会感到肩背酸痛和手麻

有些人，特别是久坐族，是不是经常感到肩背酸痛，甚至还出现手麻。发作时，首先是肩膀酸痛，然后是背痛，接着出现颈部的不适及手发麻。出现这些情况后，许多人会去推拿按摩一番。当时觉得好舒服，可过不了几天，不适的感觉又会出现，这是什么原因呢？

其实这不单是颈、肩、背局部气血不畅的问题。小肠经起于小指，沿手背、上肢外侧后缘，过肘部，到肩关节后面，绕肩胛部，交肩上前行入缺盆（锁骨上窝），络于心，沿食管，穿过膈肌，到达胃部。你有没有发现，这些疼痛部位刚好在小肠经的循行路线上。

怎么会这样呢？这是因为心脏供血不足，造成小肠经的气血虚弱引起的。有许多心绞痛患者在心绞痛发作前会出现手臂的疼痛，就是这个原因。当出现上述问题时，你可以经常按摩小肠经的支正、小海、天宗等穴位，以此来增强心脏功能。

小肠经上的"养心"大穴

天宗穴

天宗穴系手太阳经之腧穴，手太阳"出肩解，绕肩胛，交肩上"。乃是经络所行之用，当颈肩部有疾病时，常在天宗穴有反应点，临床也常根据天宗穴处的按压反应确诊颈椎病。

人一紧张两肩就会绷紧，肩部紧张带来的就是脊椎紧张。这时，就可以指压肩井穴（在肩胛区，第 7 颈椎棘突与肩峰最外侧点连线的中点）和天宗穴，促进气血流通，肩上的血液循环会变好，硬邦邦的肩膀也会逐渐轻松。

〔取穴〕用手指触摸肩胛骨（在肩膀背侧，左右皆有三角形的骨，即肩胛骨）的中央，应可感知骨变薄而形成的凹陷之处，压压看，若感到刺痛，即是天宗穴。

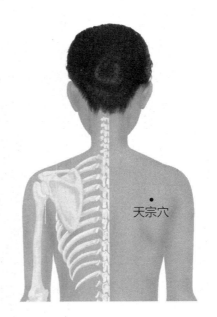

天宗穴

〔操作〕用大拇指按住天宗穴，产生酸、麻、胀感并传至手指，按压持续数秒即可。

〔功效〕天宗穴具有祛风除湿、舒经通络、活血止痛的功能，可防治肩肘臂痛、心血管、肺部疾病、乳腺问题，尤其是肩膀的酸痛扩及背部时，按压天宗穴即可见效。

支正穴

支正穴为小肠经络穴，络是联络的意思，就是说心和小肠全靠它来联络。

〔取穴〕支正穴位于前臂背面尺侧，腕背横纹上
5寸处，这个穴位在肉和骨头的中间，
骨缝里的痛点就是。

〔操作〕按摩支正穴的时候，可以采取揉、按、
捋的手法，力度要适中，当支正穴出现
酸痛感的时候即可。

〔功效〕按摩支正穴有安神定惊、清热利窍、舒
筋活络的作用，可以治疗头痛、项强、
肘挛、手指痛、热病、目眩等病症。

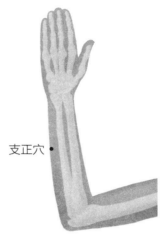

支正穴

小海穴

小海穴为小肠经合穴，是气血的汇合之处，
故用"海"来命名。

〔取穴〕伸臂屈肘，上臂与前臂约成90度；另一
只手轻握肘尖，用大拇指的指腹垂直向
两骨间触压揉按，有强烈酸胀感的地方
就是小海穴。

〔操作〕用手指尖在小海穴上来回弹拨，有酸麻
感并放射至手指时为宜。

〔功效〕常拨动小海穴可增强心脏力量。而且
长期按压此穴，对于肘臂痛、肩、肱、
肘、臂等部位的肌肉痉挛，以及尺神经
痛、头痛、四肢乏力等病症都具有良好
的调理和保健功能。

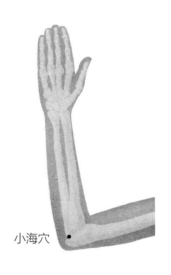

小海穴

第二篇　中医养心大法 —

133

四 警惕心脑血管病高发时段：夏至、冬至前后

冬至一阳生，夏至一阴生。人的养生也要随着自然界的阴阳消长而变化，那么阴阳消长的规律是什么？

一天之中的子时（23：00～次日1：00）、一年之中的冬至是阴极；而一天之中的午时（11：00～13：00）、一年之中的夏至是阳极。

阴极则阳生，阳极则阴长。就是说阴到了极点就会开始向阳转化，阳到了极点就会开始向阴转化。阴极之后，进入阳长阴消阶段；阳极之后，则又进入阴长阳消时期。

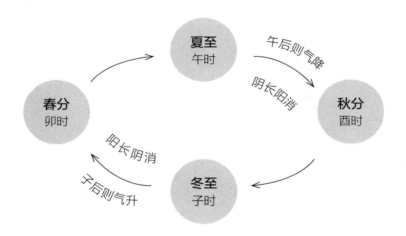

冬至和夏至是一年中相对特殊的两天。前者阴气最盛、阳气最弱；后者阳气最盛，阴气最弱。但无论怎样，这两天都是人体阴阳气机转换容易出现问题、阴阳容易失衡的时候。从这个角度来说，老年人以及心脏不好的人容易在这两个时间段出现问题。

从西医角度来说，夏季老年人的血液黏度容易升高，再加上表皮血管扩张、血液循环加快、心肺负荷加重，所以容易出现心脑血管疾病，所以心肺系统在盛夏面临着严峻考验。如此说来，老年人身体状态在夏至及伏天确实易出现波动。

冬至这天开始，我国开始进入数九寒天。每年冬至后都会有强大的冷空气和寒潮来袭，造成气温骤降以及长期低温。寒冷具有收引的特征，容易引起心脑血管的收缩，使血压骤升，从而诱发心脑血管疾病。

夏至如何预防心脑血管病突发

温差别太大

室内可用电风扇促进空气流动，空调可用除湿功能，降低湿度缓解闷热感觉，温度不宜调得太低，一般以28℃左右为宜，室内外温差不应超过7℃，否则进入室内会加重体温调节中枢的负担，严重时可引起体温调节中枢的紊乱。高血压患者不宜长期在空调房中，否则易出现头晕不适等症。夏天也要洗温水澡，不宜用过冷或过热的水洗澡。

晨练应注意的问题

睡眠时，人体各神经系统处于抑制状态，活力不足，晨起时突然大幅度锻炼，神经兴奋性会突然增高，极易诱发心脑血管疾病。

夏季饮食注意

饮食要清淡，多吃些新鲜蔬菜和瓜果，要多喝凉白开，及时补充水分，尤其是晚上睡觉前和早晨起床后应喝一杯凉白开，如有条件，可多喝绿豆汤、莲子汤、百合汤、菊花茶等饮料，既可补充水分，又能清热解暑，尽量少吃油腻食物。减少盐的摄入，每天盐控制在3～5克以内。

控制血压和血脂是关键

夏至是一年之中的"阳极"，血压极容易升高，所以将血压控制在一个理想范围内，是预防心脑血管疾病的关键。资料表明，坚持长期治疗的高血压患者在夏季心脑血管疾病的发病率，仅为不坚持治疗者的1/10，也就是说，只要长期坚持控制血压，心脑血管疾病发病可下降90%。

在夏至，许多老年人的血液黏度易升高，容易造成"血稠"，在血管壁上沉积，逐渐形成小斑块，就是人们常说的动脉粥样硬化，易引发各种心脑血管疾病。血脂异常是心脑血管疾病的独立危险因素，控制血脂也是心脑血管疾病防治的重中之重。

心态调整

夏至炎热过盛，人容易因心气不足而心生烦躁。这对健康很不利。因此，面对激烈的竞争和生活、工作中的各种烦心事，要想得开、放得下，做好心理调适，心胸要开阔，情绪要乐观，夏至时节因过度愤怒，过度紧张或生气而突发心梗的并不鲜见。

冬至如何预防心脑血管病突发

控制好血压

由于冬天高血压患者血压较春夏时高，因此在寒冷的冬季，心血管疾病患者一定要定期监测血压的变化，定期复诊，如果血压有波动要及时就诊。

注意保暖

冬至前后室内外温差大，所以，心脑血管疾病患者一定要注意保暖。特别对于生理功能减退、抗病能力弱的人来说，冬季疾病更容易发作或复发。

饮食清淡

许多人冬天喜欢吃火锅，却不知道火锅属于高脂高盐饮食。心脑血管疾病患者应避免高脂、高盐、高尿酸食物和太多进补，应选择清淡、少盐的食物，多吃蔬果，避免过饱。

不宜晨练

心脑血管疾病患者冬季运动要在温度较高的时间段进行，如中午或下午。尽量避免晨练，患者要合理安排运动时间，控制好运动量，避免强烈的体育运动，如登山、快跑等。

预防便秘，排便不可太用力

有心脑血管病的人冬天尤其要预防便秘，每天要补足水分，多摄入一些含膳食纤维丰富的水果和蔬菜。另外，如厕排便不可太用力，避免因用力过猛出现意外。

第四章 一粥一饭就能养心

一 养心首选红色食物

> "南方赤色，入通于心。"
>
> ——《黄帝内经·素问·金匮真言论》

在中医学里，食物除分寒热外，还将其分为五色"黄、青、红、白、黑"，并和五脏相对应。黄色食物养脾，青色食物养肝，红色食物养心，白色食物养肺，黑色食物养肾。心为君主之官，五行属火，比较偏好色红的食物。

要养心，红色食物最适合

养生的根本在于养心。心为君主之官，五行属火，比较偏好味苦和色红的食物。从阴阳五行来说，心主血，血是运行于脉中而循环流注全身、富有滋养作用的红色液体，是构成人体和维持生命活动的基本物质。红为火，入心，补气血，大多红色食物具有益气补血的功效。所以，要养心，红色食物最适合。

红色食物性味分布较广泛，有热性的红辣椒、温性的樱桃、寒性的西瓜。其中偏温性的食材有红枣、羊肉、牛肉、桂圆等，多半有补血、生血、活血及补阳的功效，所以比较适合偏寒体质和体虚的人，一般形体瘦弱、贫血、心悸、四肢冰冷的人常吃一些再好不过。西瓜、番茄、草莓、红心柚子这些红色食物就偏凉，对于心火亢盛、爱上火的人来说是不错的选择。

西方医学研究也发现，红色食物一般具有极强的抗氧化性，富含番茄红素、丹宁酸等，可以增强身体免疫力，有抗癌、防衰老的保健功效。此外，红色食物还能为人体提供丰富的优质蛋白质和矿物质及维生素，可大大增强人的心脏和气血功能。

最佳养心红色食物

红枣：补益心血，提高免疫力。

山楂：增强心肌收缩力，预防心绞痛。

番茄：其中的番茄红素对心血管系统具有保护作用。

红豆：补心血，养心神。

养心补心，多喝二红茶

红色食物中的红枣补血效果就非常好。都说"一日食三枣，青春永不老"，经常吃枣可以补气补血，提高免疫力。对于女性来说，常用红枣煮粥，脸色会越来越红润。而山楂能活血化瘀、健胃醒脾、助消化、降血脂，血脂异常和肥胖的人可以经常吃。

二红茶的配方非常简单，只有红枣和山楂两味食材。取干山楂片15克，去核红枣5颗，每天用这两种红色食物泡水喝，可以养心气、补心血、化血瘀。

┤ **杨力提示** ├

五行与人体五脏如何相应

《黄帝内经》中有一段话概括得很好：

东方生风，风生木，木生酸，酸生肝，肝生筋，筋生心。

南方生热，热生火，火生苦，苦生心，心生血，血生脾。

中央生湿，湿生土，土生甘，甘生脾，脾生肉，肉生肺。

西方生燥，燥生金，金生辛，辛生肺，肺生皮毛，皮毛生肾。

北方生寒，寒生水，水生咸，咸生肾，肾生骨髓，髓生肝。

大自然中植物、矿物、动物和人都是一个整体，都相通应，其间的调和就靠气味，味就指五味，五味调和，五脏才能协调。

二 属于心的味道：苦味

"其味苦，其类火，其畜羊，其谷黍。"

——《黄帝内经·素问·金匮真言论》

食物除五色外，还有五味"甜、酸、苦、辣、咸"，也与五脏相对应：味甜养脾，味酸养肝，味苦养心，味辣养肺，味咸养肾。

味苦的食物最擅长调降心火

吃苦的食物能够败火，苦味食物多性寒，常有清热泻火、止咳平喘、泻下等作用，能燥湿坚阴、平衡阴阳，具有除邪热、去污浊、清心、明目、益气、提神等功效。

我们每个人身上都有一把火，身体需要火燃烧的能量来传送热和血。但在一些情况下，火烧得太旺，没有东西可以制衡，就会把身体的津液烧干，人就会出现口干舌燥、夜不能寐甚至面色枯黑的亡阴之像。所以，人必须适当往火上泼点水，吃一点味苦的食物。苦味食物中以蔬菜居多，如生菜、茴香、香菜、苦瓜等，适当吃都有利于去除过多的火气。而咖啡、茶叶、啤酒等苦味食物，可让人提神醒脑，产生轻松愉快的感觉。

现代药理学研究发现，苦味食物有助于调节身体的免疫功能，对多种慢性病都有一定的防治作用。最佳的苦味食物是苦瓜，它含有苦瓜苷等类胰岛素物质，具有良好的调节血糖作用，是糖尿病患者的理想食品。不管是凉拌、快炒还是煲汤，都能达到很好的保健效果。苦荞中也含有芦丁等活性成分，经常熬粥喝可以辅助治疗糖尿病、高血压等疾病。

最佳养心苦味食物

苦瓜：清心明目，清热解毒。

莴笋：清热护心。

苦杏仁：打通血管，降低心脏病风险。

生菜：清热，安心神，促进睡眠。

莲子：养心补脾，补肾固涩。

夏季更适合吃苦味食物

苦味食物一年四季都可以适当吃些，入心经而泄心火，心火去而神自安，对延年益寿有益处。而夏季更应该适量吃些苦味食物，因为夏季心火当令，容易火气过旺。再加上有些人贪凉饮冷，会脾胃失和，这时吃些苦味食物，不仅可以缓解由疲劳和烦闷带来的不良情绪，恢复体力，还能去暑除热，达到清心安神、健脾益胃的功效。

哪些人不可多食苦味食物

吃苦味食物虽然能够远离上火的烦恼，但不可多食。中医认为，苦属阴，骨也属阴，所以骨得苦，则阴更盛。意思是骨骼有病的人不宜吃太多苦味的食物，否则会加重病情。比如骨折的患者，夏天为了清火去热多吃苦瓜炒鸡蛋，吃"苦"太多，伤口就会愈合得很慢。

所以，凡事都是相对的，苦养心，但过苦伤心。苦味食物一般性寒，也容易伤胃，所以本身脾胃虚寒和心阳不足的人就不要吃太多苦味食物，否则会加重身体寒凉的状态。苦味食物也容易化燥伤阴，损伤人体的阴液，本身阴虚的人就不要吃太多了，特别是老年人，如果本身形体消瘦，又有手足心热、夜间盗汗的情况，餐桌上就少吃点苦吧。

┤ 杨力提示 ├

根据脏腑的偏好，选取对应的食物

各个脏腑都有自己的偏好，哪个脏腑比较虚弱，可以适当根据这个脏腑的偏好，选一些它喜欢的食物或药材，以滋养脏腑，帮助身体纠偏。比如适当吃些甜味食物如香蕉、小米，可以调养脾胃；酸味食物如柠檬、橘子，或青色食物如芹菜、菠菜，有利于调养肝胆；苦味食物如苦瓜、苦丁茶，或红色食物如番茄、红豆有助于养心；稍辣的食物如花椒、葱等，或白色食物如白萝卜、大米擅长养肺润肺；咸味食物如盐等和黑色食物如黑芝麻、黑豆，便于补肾养肾。

三 特效养心安神食材

红豆：心之谷，补心血

> 红豆"清热和血，利水通经，宽肠理气"。
>
> ——《本草再新》

红豆富含 B 族维生素、蛋白质及多种矿物质，有补血、利尿、消肿等功效。

红豆的妙用

1. 清心火，补心血

中医认为红色食物可以补心，古代李时珍把红豆称作"心之谷"，认为其既能清心火，也能补心血。

2. 预防肥胖

红豆中 B 族维生素含量丰富，可以防止乳酸在肌肉中过多堆积引发的疲劳症状，还能预防脚气病，也有助于阻断糖分转化为脂肪，预防肥胖发生，有减肥的作用；红豆中膳食纤维有助于加速肠胃蠕动，利于排便。

3. 降脂、降压，改善心脏活动

红豆膳食纤维丰富，临床上有调节血脂、血压、改善心脏活动等功效；同时又富含铁质，能行气补血。

食用红豆可有助于心脏功能

红豆本身含热量不高，还富含钾、镁、磷、锌等活性成分，是典型的高钾食物。红豆可入汤入粥，除了可增进食欲外，还可大量补充钾离子，有助于改善心脏活动功能。

莲子红豆花生粥

〔材料〕红豆、大米各 50 克，花生米 30 克，莲子 10 克。

〔调料〕红糖 5 克。

〔做法〕

① 红豆淘洗干净，浸泡 4 ~ 6 小时；花生米挑净杂质，洗净，浸泡 4 小时；莲子洗净，泡软；大米淘洗干净。

② 锅置火上，加适量清水烧开，下入上步处理好的食材，用大火烧开，转小火煮至锅中食材全部熟透，加红糖煮至化开。

〔功效〕莲子清心醒脾，安神明目；红豆可补心血；花生能养血止血，对心血管有好处；红糖是补气血的好食材。

百合双豆甜汤

〔材料〕绿豆、红豆各 50 克，干百合 5 克。

〔调料〕冰糖 3 克。

〔做法〕

① 绿豆、红豆淘洗干净，浸泡 4 ~ 6 小时；干百合洗净，泡软。

② 锅置火上，把泡好的绿豆、红豆放入锅内，加 1200 毫升清水大火煮开，改小火煮至豆子软烂，再放入泡好的百合和冰糖稍煮片刻，搅拌均匀即可享用。

〔功效〕百合能安心神、润燥、清热，与绿豆和红豆一起煮粥食用，滋阴润肺、补益心血的功效甚佳。

食用红豆的注意事项

1. 红豆中含有被称为"胀气因子"的酶，容易在肠道产气，使人有腹胀的感觉，胃肠功能较弱的人在煮红豆时加少许盐，可以有助于缓解胀气。

2. 红豆中的色素遇铁后会变黑，因此不宜用铁锅烹饪。

红枣：补气养血最无私

"枣味甘、性温，能补中益气，养血生津；治脾虚弱，食少便溏，气血亏虚等。"

——《本草纲目》

小小一颗红枣，作用可不小！常食红枣可以调理身体虚弱、神经衰弱、脾胃不和、消化不良、劳伤咳嗽、贫血消瘦、失眠多梦等病症。

红枣的妙用

1. 补气养血

红枣归入脾、胃二经，有补气益血的功效。中医常用红枣治疗脾胃虚弱、气血不和、失眠等症。中医常在食疗药膳中加入红枣来补养身体、滋润气血。

2. 健脾益胃

脾胃虚弱、腹泻、倦怠乏力的人，每天可吃7颗红枣，或与党参、白术各3克，糯米50克煮粥食用，能补中益气、健脾胃，达到增加食欲、止泻的功效；红枣7颗和生姜3片煮汤饮用，可治疗胃炎的胃胀、呕吐等症状。

3. 养血安神

女性躁郁症、哭泣不安、心神不宁时，红枣和甘草、小麦同用，可起到养血安神、疏肝解郁的功效。

食用红枣大补元气

红枣的食用方法有很多，蒸、炖、煨、煮均可。需要注意的是，加工时最好用小刀在红枣表皮划出直纹，这样可以让枣中的营养成分更好地释放出来。下面介绍几款红枣的食用方法：

第二篇 中医养心大法一

红枣水

〔材料〕红枣 10 颗，大麦 100 克。

〔做法〕

① 红枣洗净，然后用手掰开；大麦洗净。

② 加 700 毫升的水，将红枣、大麦一起煎煮 40 分钟后服下。

〔功效〕红枣可以补元气，对于经血过多而引起贫血的女性，经常喝红枣水可起到改善面色苍白和手脚冰冷的补益功效。红枣中所富含的特殊物质可减少过敏介质的释放，还能调治过敏症。

木耳红枣汤

〔材料〕干木耳 10 克，红枣 50 克。

〔调料〕白糖适量。

〔做法〕

① 将木耳泡发，红枣洗净。

② 锅内放入适量的水，把木耳和红枣煮熟后，加入白糖即可。

〔功效〕木耳补血活血、益胃润燥；红枣可补血养颜。女性从经前 1 周到月经结束后，可以隔天食用本品，可缓解经期贫血，使气色红润。经常服食，可以驻颜祛斑、健美丰肌，还可调治面部黑斑、体形消瘦。

食用红枣的注意事项

每到年底，许多人的工作都会非常忙，在一家公司担任行政总监的黄女士也不例外。她最近出现了口腔溃疡、口干、尿黄、心烦易怒等症状。中医诊断是典型的心火旺。

黄女士平时也看一些养生书，想起红枣可以养心补血，于是买了大量红枣干吃、熬汤吃、泡茶喝。没想到几天下来，症状越来越重了。她很纳闷，红枣是典型的红色食物，对心脏有好处啊，为什么却收到了反效果呢？

原来，红枣入心，血虚、心神不宁者吃红枣会收到良好的效果，但是心火旺的人吃了红枣只会适得其反，加重症状。

那么，我们在服用红枣时要注意些什么呢？

1. 红枣进补并不适合所有的女性朋友。在月经期间，一些女性常会出现眼肿或脚肿的现象，其实这是湿气重的表现，这类人就不适合吃红枣。

因为红枣味甜，性偏湿热，多吃容易生痰、生湿导致水湿积于体内，加重水肿症状。另外，体质燥热的女性朋友经期也不适合服用红枣。

2. 红枣虽好，但吃多了会胀气，因此要注意控制食量。鲜红枣进食过多，易出现腹泻，还会伤害脾。由于外感风热而引起的感冒、发热者及腹胀气滞者，也不能吃红枣。

胡萝卜：增加血流量，调节心脏

"胡萝卜下气补中，利胸膈肠胃，安五脏，令人健食。"

——《本草纲目》

刘女士今年不到 60 岁，心脏一直不好。她基本每天都会吃粥，而且会加入红枣，我说这样做是对的，还建议她在粥中适量加入胡萝卜块，这对调养心脏也有益处。为了利于消化，刘女士把胡萝卜切得很小，煮至软烂，粥的味道更好了。

胡萝卜的妙用

1. 调节人体免疫力

胡萝卜中含有较多的胡萝卜素，在体内可以转化为维生素 A。维生素 A 可使人体免疫细胞的活性增强，使人体免疫功能更完善，增强抗病能力。

2. 明目

维生素 A 还可以促进眼睛内部感光色素的生成，缓解视疲劳，可防止眼睛干涩等症状。

3. 养护心脏、防病

胡萝卜素中含有槲皮素等物质，可以降低血液中的脂类含量，增加血流量，让血管中的血液能够更顺畅地流动；胡萝卜中含有钾离子，对心脏有调节作用。

胡萝卜有多种吃法

胡萝卜除了可以生吃以外，还可以油炒、清炖、拌凉菜等，还可以包饺子、做包子，将胡萝卜切成细丝，加入少许植物油以及其他调料，就是馅了。这些吃法都对心脏有益处。

胡萝卜烧牛腩

〔材料〕胡萝卜 250 克，牛腩 300 克。

〔调料〕葱段、姜片各 10 克，大料 2 粒，盐 4 克，料酒 15 克，香油 5 克。

〔做法〕

① 胡萝卜洗净，切滚刀块；牛腩洗净，切块，入沸水中焯去血水，捞出备用。

② 锅置火上，倒植物油烧热，放入姜片、葱段、大料、焯好的牛腩块、料酒炒香，加适量水炖 40 分钟，加胡萝卜块用中小火炖 30 分钟，待牛腩烂熟时，加盐调味，出锅前淋上香油即可。

〔功效〕牛肉具有补中益气、强健筋骨、滋养脾胃的功效，搭配胡萝卜适量食用，更有补脾养心的功效。

莴笋炒胡萝卜

〔材料〕莴笋 150 克，胡萝卜 100 克。

〔调料〕葱花、盐各适量。

〔做法〕

① 莴笋去皮和叶，洗净，切片；胡萝卜洗净，切片。

② 油烧热，炒香葱花，放入胡萝卜片煸炒 2 ~ 3 分钟，下入莴笋片翻炒至断生，加盐调味即可。

〔功效〕胡萝卜中含有大量胡萝卜素，有补肝明目的作用。莴笋则富含维生素和矿物质，很容易被人体吸收，常吃莴笋对高血压、心脏病患者具有良好的食疗作用，另外其还有促进利尿的作用。

食用胡萝卜的注意事项

1. 胡萝卜带皮吃营养更丰富，因为胡萝卜素主要存在于胡萝卜皮中。

2. 烹饪时，胡萝卜加热时间不宜过长，以免破坏胡萝卜素。

番茄：降低心血管疾病危险性

> 番茄"生津止渴，健胃消食。治口渴，食欲不振"。
>
> ——《陆川本草》

提到番茄，自然会想到其红润的外表和多汁的肉质，番茄早已成为人们日常饮食中不可缺少的一种食材。番茄不仅味道好，还含有多种营养物质，犹如一颗红心，对人体的心脏也有很强的保养功能。

番茄的妙用

1. 护心排毒

中医认为，红色食物可养心。番茄颜色鲜红，里面形如心脏，可健脾养胃、清热护心。夏季经常上火、容易中暑的人可以多吃一些。

2. 增强食欲，促进消化

番茄中含有的酸性物质可以促进胃液的分泌，起到增进食欲的作用。而且番茄中的膳食纤维还能促进肠胃蠕动，利于人体对食物的消化和吸收。

3. 抗氧化性强，增强心血管能力

番茄中含有番茄红素，它具有很强的抗氧化性，可以清除人体内的自由基，防止细胞被氧化，它还能增强免疫细胞的功能，增强心血管弹性，减少心血管疾病的发生。

番茄有多种吃法

番茄可以生吃，可以凉拌，还可以油炒、煮炖、榨汁、做汤。

番茄炒鸡蛋

〔材料〕鸡蛋 2 个，番茄 200 克。

〔调料〕葱花、白糖各 5 克，盐 3 克。

〔做法〕

① 番茄洗净，切块；鸡蛋磕入碗中，加少许盐打散；锅内加油烧热，倒入蛋液炒熟成碎块。

② 锅留底油烧热，煸香葱花，倒番茄块、白糖和盐翻炒，倒鸡蛋碎块翻炒即可。

第二篇 中医养心大法

〔功效〕番茄富含番茄红素，经油炒后更有利于营养素的吸收；鸡蛋富含蛋白质、卵磷脂等成分，二者同食，有助于清除自由基，美容抗衰，还能保护心脏健康。

番茄虾仁

〔材料〕虾仁 200 克，黄瓜 150 克，番茄 100 克，鸡蛋清 30 克。

〔调料〕料酒、白糖、姜汁、淀粉、鲜汤、盐各适量。

〔做法〕

① 虾仁洗净，加入鸡蛋清、淀粉、盐搅匀；黄瓜洗净，去皮，切成薄片；番茄洗净，切块。

② 炒锅置火上，倒油烧热，油热下虾仁滑炒，至虾仁熟透加入黄瓜片、姜汁、料酒、番茄块、白糖、鲜汤烧开，用水淀粉勾芡，调入盐翻炒几下即可。

〔功效〕番茄虾仁对于心血管系统的保护很有帮助。虾不仅能降低血液中胆固醇的含量，防止动脉硬化，还能使冠状动脉扩张。

食用番茄的注意事项

1.熟吃番茄后，能很好地吸收胡萝卜素和番茄红素。

2.番茄汁饱含水分和营养物质，所以在切番茄时应尽量保存汁水。把番茄的蒂朝上放正再依照纹理切，能使番茄的种子与果肉不分离，而且不会流汁。另外，烹饪时加点醋，可以破坏番茄中所含的微毒物质——番茄碱。

猪心：以心补心，疗养心脏

> 猪心"补心，治恍惚，惊悸，癫痫，忧恚诸证"。
>
> ——《随息居饮食谱》

猪心是猪的心脏，其体积较大，呈血红色，可见血管。猪心不光是一种常见的食材，还是一种药材，适量食用对人体很有好处。

猪心的妙用

1. 安神镇惊

中医认为猪心具有安神镇惊的作用，夜晚失眠、多梦、易惊等人群可适量食用一些猪心，可以起到安神利眠的作用。

2. 补血强心

猪心中的铁元素参与人体血液的生成，可预防贫血。所以一些患有贫血的人可以多吃点猪心。

3. 改善视力

猪心中含有丰富的维生素 A，对人体的视力很有好处，可以预防夜盲症。

常吃猪心可强心安神

古代我国就有"以脏补脏，以形补形"之说，人们将其看成是一种饮食经验，一直传承下来。其实这种说法并不是没有根据。据研究，食用猪心对心脏确实有一定的食疗作用。

黄花菜猪心汤

〔材料〕干黄花菜 20 克，小油菜 50 克，猪心半个。

〔调料〕盐 3 克。

〔做法〕

① 猪心洗净，入水焯烫，捞起入凉水中，反复换水，滤净血水。

② 猪心放入锅中，加水，大火烧开后转小火煮约 15 分钟，取出切薄片。

③ 干黄花菜去蒂，泡发后洗净；小油菜洗净。

④ 锅中放水，加入泡好的黄花菜，水再开后将小油菜、猪心片放入煮沸，加盐调味即可食用。

〔功效〕黄花菜又叫"忘忧草"，有消炎、清热、利湿等功效，有助于改善睡眠；猪心也能安神定惊、养心补血。一同食用有宁神助眠的作用。

归参猪心汤

〔材料〕猪心1个，当归15克，党参20克。

〔调料〕姜片、葱段、胡椒粉、盐各2克。

〔做法〕

① 将党参、当归洗净放入水中煮30分钟，去药渣留汁；猪心清洗干净，切成小块。

②锅置火上，加入适量清水和上步药汁，放入猪心和姜片、葱段、胡椒粉、盐，大火煮开，后转小火煮至猪心烂熟即可。

〔功效〕当归益气活血，党参补脾益气，猪心养血安神，一同食用有养心安神的功效。

食用猪心的注意事项

1.猪心通常有异味，如果处理不好，就会影响菜肴的味道。买回猪心后，可放在少量面粉中"滚"一下，放置1小时左右，再用清水洗净，这样烹炒出来的猪心就几乎没有异味了。

2.猪心中含有较多的胆固醇，所以血脂异常患者、高血压患者要少吃猪心。

3.在中医里，讲究同气相求，以形补形。肾虚了吃点猪肾，肝不好吃点猪肝、鸡肝，心气虚了可以吃些猪心。适当吃点猪心，人的心气就会加强。

花生：分解胆固醇，预防冠心病

花生"悦脾和胃、润肺化痰、滋养补气、清咽止痒"。

——《本草纲目》

花生是常见坚果，有"长生果"之称，营养价值很丰富。花生中含有丰富的蛋白质、脂肪以及碳水化合物，还含有多种维生素、矿物质等。经常适量吃花生，对人的心脏有补益作用。

花生的妙用

1. 抗氧化、防衰老

花生中含有的维生素 E 可以消除人体内的自由基，防止细胞被氧化，减少皮肤皱纹，防止老化。

2. 健脑，促进骨骼发育

花生中的卵磷脂对大脑很有好处，经常用脑的人可以每天吃一些花生，可消除疲劳、增强记忆。花生中还含有较多的钙、铁、锌，这些矿物质对人的生长发育很重要。钙还是组成骨骼的重要物质，所以老年人和儿童可以适当食用花生。

3. 清除血管内有害胆固醇，保护心脏

花生的脂肪酸构成，能降低低密度脂蛋白的含量，避免胆固醇在体内沉积，减小高胆固醇血症的发病概率，防止冠心病和动脉硬化；花生中的一些物质还可以防止血液中血小板聚集，防止动脉粥样硬化的出现；花生中的钾离子和镁离子对心脏也有保护作用。

花生这样吃味道更好

花生除生食外，较好的方法是水煮。将带皮的花生洗净后放入水中煮熟，这样做出来的花生既能保持原味，营养价值还不易受到破坏。为了让花生更入味，可以在烹调过程中加入一些生姜、葱、蒜、大料。还可以将水煮后的花生米剥下来，在做汤或者做粥时放入，这样味道更好。

花生雪梨粥

〔材料〕大米 100 克，花生米 30 克，雪梨 1 个。

〔调料〕冰糖适量。

〔做法〕

① 大米淘洗干净，浸泡 30 分钟；雪梨洗净，去皮及核，切条；花生米洗净。

② 将大米倒入锅中，加水、花生米煮沸，煮至米烂粥稠，加梨条稍煮，加入适量冰糖煮化即可。

〔功效〕花生含有的不饱和脂肪酸可防止冠心病。

莲子花生豆浆

〔材料〕大豆 50 克，莲子 25 克，花生米 20 克。

〔调料〕冰糖 5 克。

〔做法〕

① 大豆洗净，用清水浸泡 6 ~ 8 小时；莲子、花生米洗净，用清水浸泡 2 小时。

② 将上述食材一同倒入全自动豆浆机中，加水至上下水位线之间，按下"豆浆"键，煮至提示豆浆做好，过滤后加冰糖搅拌至化即可。

〔功效〕花生米中富含维生素 E 和锌，能增强记忆力、抗衰老、延缓脑功能退化；莲子具有补脾止泻、养心安神、益肾固精的功效。莲子花生豆浆能滋阴益气补虚，增强记忆，抗衰老。

食用花生的注意事项

1. 花生虽好，但也要控制食用量，因为它含有较多的脂肪，所以不建议过多食用，每天食用十几粒即可。

2. 油炸花生米确实香脆可口，但经过油炸，其营养价值遭到了破坏。高油温会使维生素失去活性，而且油炸使其脂肪含量更高，所以并不宜过多食用。

燕麦：益脾养心，防心脏病

燕麦在我国属于优质杂粮，目前我国生产的主要是裸燕麦和皮燕麦，在很多地区都有分布，是常见的粗粮。燕麦现在还被加工制成了许多营养品，受到大家欢迎。

燕麦的妙用

1. 促进消化

燕麦中含有较多的膳食纤维，可以促进肠胃蠕动，水溶性膳食纤维在小肠中能够和肠内的废物相结合，然后一同排出体外。

2. 增强人体免疫力

燕麦中的维生素 E 是一种抗氧化剂，能够防止人体内细胞被氧化，使免疫细胞更具活性，促使其更好地与细菌病毒抵抗，减少疾病的发生。

3. 养心脾，止汗

中医认为，燕麦能益脾养心、敛汗，可用于调理心气虚弱引起的体虚自汗、盗汗等症。

4. 常吃可降低胆固醇，减少心脏病的发病率

燕麦所含的脂肪主要是不饱和脂肪酸，其中的亚油酸可降低胆固醇，预防心脏病；燕麦中还含有丰富的可溶性膳食纤维成分，其能与胆汁酸结合，增加胆汁酸的排泄，从而减少心脏病的发病率。

燕麦有多种吃法

燕麦中的蛋白质比大米、白面多，且含有更多的膳食纤维更利于人体健康。燕麦有许多种健康吃法，可以做成燕麦粥、燕麦糊、燕麦饼，还可以做成燕麦面条等。

红枣燕麦糙米糊

〔材料〕糙米 30 克，燕麦片 30 克，熟花生米 25 克，红枣 5 颗，莲子 20 克，枸杞子 15 克。

〔调料〕冰糖 15 克。

〔做法〕

① 糙米淘洗干净，用清水浸泡 4～6 小时；红枣用温水浸泡半小时，洗净，去核；莲子用清水浸泡 4～6 小时，洗净，去心；枸杞子洗净，泡软。

② 将所有食材倒入全自动豆浆机中，加水至上下水位线之间，煮至提示米糊做好，加入冰糖搅拌至化即可。

〔功效〕此款米糊可改善血液循环，增强心脏活力，补血养心，缓解压力，健脾益胃。

牛奶燕麦粥

〔材料〕全麦片 50 克，牛奶 150 克。

〔调料〕白糖 6 克。

〔做法〕

① 燕麦片放清水中浸泡 30 分钟。

② 锅置火上，放入麦片和适量清水，用大火煮 15～20 分钟，加入牛奶略煮，调入白糖搅匀即可。

〔功效〕此粥富含 B 族维生素、维生素 E 和钙、磷、铁、铜等矿物质，有养心安神、润肺通肠、补虚养血及促进新陈代谢的作用。

食用燕麦的注意事项

1. 燕麦最好选择没有加工过的原味燕麦，这样能最大限度地保留其营养成分。

2. 燕麦一次不宜吃太多，否则会出现胃痛、腹胀等不适感。

3. 即食燕麦片烹煮的时间不宜过久，否则会造成营养损失。

4. 燕麦除了可以煮粥外，还可用燕麦粉与土豆粉做成土豆燕麦饼，焙烤或煮食，都是不错的选择，风味和口感都很好。

莲子：去火消燥，养心安神

> "莲之味甘，气温而性涩，清芳之气，得稼穑之味，乃脾之果也。"
>
> ——《本草纲目》

中医认为，心主夏，莲子在夏秋季节成熟，吸取了太阳的阳气，是补益心气的好选择。

《易经》上说"离为火，为心，为南"；"金元四大家"之一的李东垣也说："南方丙热丁火，其气热，其味辛，在人以心、小肠、三焦、包络应之。"因此，产于南方（如湖南、浙江、福建）的莲子对心脏有较好的补益作用。

莲子的妙用

1. 养心安神，收敛心火

莲子味甘涩、性平，归入心、脾、肾经，具有补脾止泻、益肾固精的功效，还能养心安神，收敛浮躁的心火，让人更容易入睡。

2. 益脾胃

心火生脾土，肾水克心火，所以养好肾水才能克制心火过旺。用莲子做的粥，对脾肾有补益作用，莲子山药葡萄干粥，适用于面目黄白、乏力倦怠、形体消瘦等症；莲子红枣扁豆粥，对脾虚久泻不愈、神疲乏力者尤其适宜。

3. 鲜莲子调理多汗症

天热人易出汗，而中医认为汗为"心之液"，出汗过多自然易消耗心脏阴液。用鲜莲子 50 克，红枣 10 颗，炖熟后加白糖适量，每天食用 1 次，可治多汗症。

4. 常喝莲心茶降血压

莲心有降压、强心、清热之效，常饮莲心茶对高血压引起的头晕、心悸均有辅助治疗作用，还可清热解暑、除烦祛燥。莲心茶的服用方法是：取莲心 3 克，沸水冲泡代茶饮，早晚各 1 次。不过，莲心味苦性寒，体质差、胃寒怕冷者及老年人最好不要喝莲心茶。

第二篇　中医养心大法　一

常吃莲子益身心

莲子用来煲汤为宜。历代达官贵人常食的"大补三元汤"中的一元即为莲子，另外两元为桂圆和红枣。

红枣莲子鸡汤

〔材料〕红枣 50 克，枸杞子 10 克，莲子 60 克，鸡肉 200 克。

〔调料〕盐 3 克。

〔做法〕

① 枸杞子、红枣洗净；鸡肉洗净，切块；莲子洗净，泡软，备用。

② 把以上材料放入水中，大火煮沸后捞出浮沫，改小火焖煮至食材软烂，加盐调味即可。

〔功效〕红枣补血益气、养血安神；莲子滋养补虚、养心安神；枸杞子滋阴养血；三者和鸡肉一起炖汤，滋补效果极佳。

银耳莲子羹

〔材料〕干银耳、莲子各 20 克。

〔做法〕

① 将干银耳洗净，泡发，去蒂，撕成小朵；将莲子洗净，去心。

② 锅置火上，放入莲子、银耳，倒入适量水，熬煮 40 分钟至所有材料熟烂即可。

〔功效〕银耳润肺生津、强精补肾，莲子能清心火。两者一起食用，能养心补肾、益肺。

食用莲子的注意事项

1.《本草纲目拾遗》中有"生则胀入腹"之说。生吃莲子味道虽然清香，但不可多吃，以免影响脾胃，引起腹泻。

2. 莲子一般人都可以食用，中老年人、体虚、失眠、食欲不振及癌症患者更宜。不过需要注意的是，莲子性涩止泻，易阻滞气机、收敛病邪，因此脘腹痞胀、大便秘结或患有外感病的人应慎食。

四 夏季养心少吃大寒、大热的食物

> "用凉远凉，用热远热，用寒远寒，用温远温。食亦同法。"
> ——《黄帝内经·素问·六元正纪大论》

夏季，天地之气湿热交蒸，各种疾病易发。同时，由于天气炎热难耐，人们的心情也难免烦躁。这时如果不注意饮食，就容易被疾病盯上。

夏季易伤"心气"

夏季是阳气盛壮于外的季节，这种盛壮的阳气在人体的生理、病理活动上也有体现。就外在征象来说，一般人到了夏季均有面色红润、出汗增多的征象，夏季的脉象也要比其他季节来得浮而偏洪。各种阳虚寒盛的患者，到了夏季病情会好转，如关节疼痛等会趋于缓和。

在人体五脏中，与夏季相通应的是心，这种通应性表现为：夏季人体心气最易于受伤，即炎热的暑邪最易伤心。临床上，如冠心病、高血压等患者，在高温的天气下病情往往会加重。但同时夏季人体亦处于心气功能的影响之下，心的功能在夏季表现最充分。

夏季饮食养心三注意

夏季，炎热的天气一方面会消耗人体阳气，另外被称为"心之液"的汗液流失过多，也更容易对心脏功能造成损害。这时候，应特别注意合理饮食。

养心阳用黄芪泡水喝

心阳虚是心气虚的发展，是心脏功能减弱的一种表现。心阳虚者经常出现心慌气喘、面色苍白的症状，这类人夏天一定要避免出汗过多，以免伤了心阳。可以服用西洋参3～5克泡水或用黄芪3～5克泡水饮用，缓解心阳虚症状。

养心阴多用红枣、小米煮粥

心阴虚的人夏季多出现"五心烦热"（指两手手心、两足足心发热、心胸烦热）、咽喉干痒、失眠等症状。这时要避免过度劳累，减少出汗，多食用红枣、小米粥一类的食物，以缓解心阴虚症状。

养心血可通过当归

心血虚的人夏季常出现头晕乏力、脸色发白、唇甲色淡的症状，可通过当归等补益气血的药材加以调理。

不应吃太多温热性食物

《黄帝内经》在治疗思想上有"用凉远凉，用热远热，用温远温，用寒远寒，食亦同法"之论。远，即避开，强调治疗上不仅要注意用药的寒热之性，还要注意季节的气候特征，饮食亦应如此。因此，夏季不应吃太多过于温热的食物，如牛肉、羊肉、辣椒、荔枝、桂圆等。各种烧烤也是大热之物，夏季同样不能多吃。否则，一方面极易导致阳热过盛；另一方面，由于夏季阳气偏于浮表，胃肠的阳气并不足，很容易导致消化不良，引起腹部胀满、腹泻等病症。

不应过食寒凉食物

夏季饮食不能过热，同样也不可过于寒凉。因为夏季虽然体表阳热之气偏盛，但体内的阳气反而虚弱，大量食入冷饮、海鲜等寒凉之物会毁损体内的阳气，这就违背了"春夏养阳"的养生思想。因此，夏季饮食应以清淡为上，以蔬菜、谷类食物为主，可以多食用粥类食物，避免过分的寒凉与温热。

夏季还忌空腹饮茶、夜食生冷。夏季天气炎热，很多人喜欢饮茶消暑，但需要注意的是，夏季人体的阳气浮于外而虚于内，过多饮茶，尤其是空腹饮茶，极易导致茶水消耗人体的阳气。如果再是喜欢食咸之人，咸味引茶入肾，消烁下焦肾阳，使人易患手足疼痛之痹症或下元虚冷的腹泻等病症。因此，夏季饮茶以餐后为宜，有饥饿感则立刻停饮。

夏季警惕"阴暑症"

夏季虽以暑热为主，风寒感冒却并不少见。由于夏季气温高，人体出汗多，阳气处于不断发散的状态，因此，肌表汗孔均处于开泄状态，如果突然用冷水洗浴，或露天夜宿，或空调房间滞留过久，同样会引起风寒入里，这在中医里被称为"阴暑症"。

阴暑症俗称"热伤风"，常见症状是流涕、鼻塞、打喷嚏，或发热，同时又汗流浃背，或伴有恶心、呕吐、腹泻。这种感冒康复速度常比较慢。

患者可用香薷饮：香薷 15 克、白扁豆 30 克、厚朴 10 克，共煎水服用，每日 2 次。香薷既能发汗解表，又能祛暑化湿，尤适用于夏天感寒所引起的怕冷、发热、无汗、呕吐、腹泻等症，是良好的解表药。

还可以服用豆豉生姜水：淡豆豉 20 克、生姜 15 克，煎水饮用，每日 2 次。

┤ 杨力提示 ├

夏季养心的"四果三薯十一粥"

日常饮食过程中，养心的食物非常多，这里向大家推荐"四果三薯十一粥"——四果：包括西瓜、黄瓜、桃子和苦瓜；三薯：紫薯、土豆和山药；十一粥：包括西瓜粥、绿豆粥、鲜藕粥、荷叶粥、莲子粥、苦瓜粥、菊花粥、冬瓜红豆粥、百合银花粥、麦仁大米粥和薏米扁豆粥。

第五章 人体自带养心妙药——经络穴位养心

一 手少阴心经：养心保健作用大

> "夫十二经脉者，人之所以生，病之所以成，人之所以治，病之所以起。"
>
> ——《黄帝内经·灵枢·经别》

手少阴心经起于心中，掌管血脉及推动血脉循环，主治心、胸以及神志病。中医认为手少阴心经是维持心脏功能的经脉，如有损害，就会导致身体功能降低或亢进，引发心脏病变、精神疾病等。

主管脏腑

心、小肠。

主治疾病

本经腧穴可主治胸部循环系统、神经系统病症以及经脉循行所过部位的病症，例如心痛、心悸、失眠、咽干、口渴、癫狂及上肢内侧后缘疼痛等。

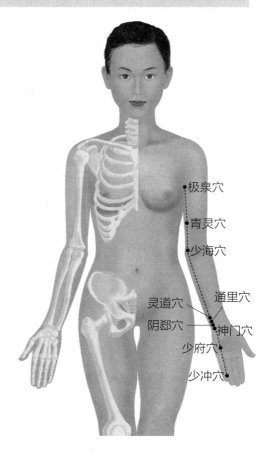

极泉穴
青灵穴
少海穴
通里穴
灵道穴
阴郄穴
神门穴
少府穴
少冲穴

最佳保养时间

11：00 ~ 13：00。

重点保养穴

重点穴	取穴定位	主治病症	保养方法
极泉穴	位于腋窝顶点，腋动脉搏动处	心痛、胸闷、心悸、气短、肩臂疼痛、胁肋疼痛等	按揉3 ~ 5分钟
少海穴	屈肘，当肘横纹内侧端与肱骨内上髁连线的中点处	心痛、癔症、健忘、癫狂、肘臂挛痛、臂麻手颤、头颈痛、目眩、腋胁痛等	按揉3 ~ 5分钟
灵道穴	在前臂前区，腕掌侧远端横纹上1.5寸，尺侧腕屈肌腱的桡侧缘	心脏疾病、胃脘部疼痛、目赤肿痛、癫痫等	艾灸5 ~ 10分钟
神门穴	手腕内侧（掌心一侧），腕掌侧远端横纹尺侧端，屈肌腱的桡侧凹陷处	心烦、心痛、惊悸、健忘、失眠、吐血、目黄胁痛、失声、高血压、胸胁痛等	按揉5 ~ 10分钟
阴郄穴	在前臂前区，腕横纹上0.5寸，尺侧腕屈肌腱的桡侧缘	心痛、惊悸、盗汗、吐血、衄血、失音等	艾灸5 ~ 10钟
少府穴	位于手掌面，第4、5掌骨之间，握拳时小指尖处	心悸、心痛、心烦、胸痛、小便不利、手小指挛痛	按揉5 ~ 10分钟
少冲穴	在手指，位于手部距离小指指甲角0.1寸，靠无名指侧	心悸、心痛、癫狂、胸胁痛、胸满气急、手臂疼痛等	艾灸5 ~ 10分钟

二 手耳足部心反射区

> "五色各见其部，察其浮沉，以知浅深。察其泽夭，以观成败。察其散抟，以知远近。视色上下，以知病处。"
>
> ——《黄帝内经·灵枢·五色》

　　手、耳、足是人体的重要组成部分，其中暗含诸多的人体生命密码。中医的整体观念告诉我们，人体是一个密不可分、高度联系的有机整体，手部、耳部、足部的不同部位对应着我们的五脏六腑、四肢百骸、诸般官窍，正所谓"有诸内者必行诸于外"，因此在中医诊断学方面有手诊、耳诊、足诊的方法。

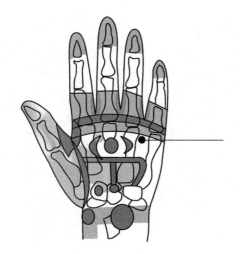

手部心反射区：养心神，护心脏

〔精准定位〕左手掌侧，第4、5掌骨间，掌骨远端处。

〔主治疾病〕心律不齐、心悸、胸闷、心绞痛、高血压等。

〔按摩方法〕用拇指指腹向手指方向推按1～2分钟，每日2次，动作连续均匀，力度适中。

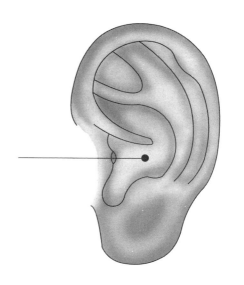

耳部心反射区：心血管系统护理师

〔精准定位〕在耳甲腔正中凹陷处。

〔主治疾病〕心血管系统疾病、声嘶、
无脉症。

〔按摩方法〕用按摩棒对准反射区，
以适当的力度按摩 1 ~ 2
分钟，每日 2 次。

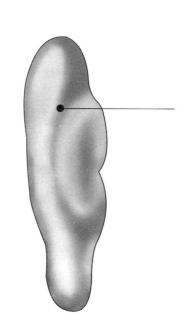

耳背心反射区：失眠、多梦的良药

〔精准定位〕在耳背上部。

〔主治疾病〕失眠、多梦、心悸、高血压。

〔按摩方法〕拇指指腹按摩此反射区，食指
指腹置于耳屏相应位置，给予
一定的压力，反复按摩 2 ~ 3
分钟，使局部产生热感。

第二篇 中医养心大法 一

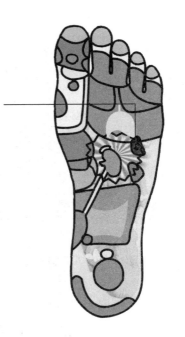

足部心反射区：缓解胸闷、心慌

〔精准定位〕左足足掌第 4、5 跖骨上端。

〔主治疾病〕心悸、心律不齐、心绞痛、
高血压等。

〔按摩方法〕将按摩棒放在心反射区上，
来回推按 1 ~ 3 分钟。

心脑血管系统警报

手

1. 指甲短小的人，尤其年纪偏大时要注意其颜色变化。当指甲略带黯红色则提示血液循环不好。

2. 冠心病或心绞痛患者的指甲多呈青紫色，或出现黑红瘀斑。

3. 用拇指按压心反射区，若异常疼痛，且伴有手掌出汗、手指伸不直的情况，说明心脏功能已经衰退。

4. 如果手部温度偏低，提示人体循环系统，尤其是末梢循环系统功能障碍，易发生心脑血管疾病，如动脉粥样硬化、血脂异常等。

耳

1. 观察心反射区，有没有点状、弧状、环状的血管形态改变，有无光泽的白色点以及红晕、丘疹等。

2. 按压心反射区，看是否有压痛感。如果有，提示心脑血管健康状况不佳。

足

1. 观察脚指甲，颜色青紫则说明循环系统有障碍，可能患有心血管疾病。

2. 用手揉捏，若脚指甲麻木没感觉，提示可能有心血管疾病。

3. 若小趾关节僵硬，要注意预防心脑血管系统病变，如动脉粥样硬化、高血压、冠心病等。

三 五大养心穴位

膻中穴：气之海，让正气内存

> "膻中者，为气之海。"
>
> ——《黄帝内经·灵枢·海论》

心包有一个重要的穴位叫膻中穴，它在两乳头连线的中点上。人在很郁闷或是生气的时候，会有一个习惯动作就是拍胸脯，这叫作搏膺。表面上我们打的是胸脯，其实是在打膻中穴。

《黄帝内经》说"膻中者，为气之海""臣使之官，喜乐出焉"，即膻中穴是容纳一身之气的大海，它是主喜乐、主高兴的穴位，所以按摩此穴，可以打开"气闸"，让全身之气通行无阻。如果情绪不好，全身上下气机不畅，下不能达于足，上不能传于头，当然会觉得心烦意乱、胸闷不堪，此时，按摩膻中穴，能宽胸顺气，情绪也就变好了。

膻中穴的取穴方法

膻中穴位于前正中线上，两乳头连线的中点。

按摩膻中穴的方法

按摩膻中穴一般选用拇指或中指的指腹，力度以稍有疼痛感为宜。每次按摩 10 秒钟即可，6 次为 1 遍，一般每天按摩 3 ~ 5 遍。为了增强效果。体质好的朋友按摩时，用力可稍大些，但切忌用蛮力；体质不好的朋友，动作要轻柔些。

按摩膻中穴的作用

经常刺激膻中穴，可以加强气的运行效率，对于防治心血管疾病大有帮助。实际上，临床实验也发现，刺激膻中穴可以扩张血管，调整心脏功能。

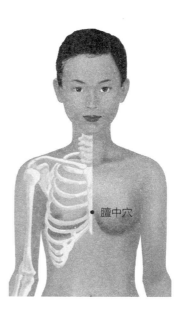

· 膻中穴

神门穴：补益心气，镇静安神

> "失神者死，得神者生也。"
>
> ——《黄帝内经·灵枢·天年》

神门穴是心经的原穴，是心气出入的门户，补益心气的要穴。神门穴在临床上的用途很广泛，无论是心脏生理性的疾病还是情志方面的问题，都可以通过按压神门来安心定神，缓解症状。

神门穴的取穴方法

神门穴位于手腕内侧（掌心一侧），腕掌侧远端横纹尺侧端，屈肌腱的桡侧凹陷处，此穴很容易找，用指关节按揉，有微痛感。

按摩神门穴的方法

用指关节按揉或按压神门穴，稍稍用力，每次按揉 3 ~ 5 分钟，两侧都要按到。此法治疗失眠疗效很好，可以在睡前进行。

按摩神门穴的作用

经常刺激此穴，可以防治许多疾病，如心痛、心慌、心悸、胁痛、自汗、盗汗、咽喉肿痛、失眠、健忘等。坚持长期按揉神门穴，也可以对抑郁症、焦虑症这种慢性疾病起到较好的辅助治疗作用。

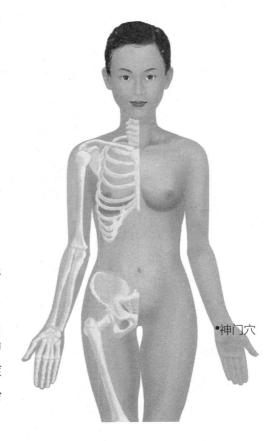

•神门穴

内关穴：治疗心脑血管疾病的要穴

中医诊病时，最常见的手法就是切脉，而切脉的穴位就是内关穴。人体 12 条正经中，与内关穴相关的有 6 条，所以说手腕部经络很敏感，也很重要，与人体各种血脉病症息息相关。

内关穴的取穴方法

手握拳，腕掌侧突出的两筋之间，距腕横纹 3 指宽的位置即内关穴。

按摩内关穴的方法

用左手拇指按压右手内关穴，再用右手拇指按压左手内关穴，两手交替进行，每次按压 2 ~ 3 分钟即可。需要注意的是，按压力道要适当，不可太强，以手腕感到酸胀为度。

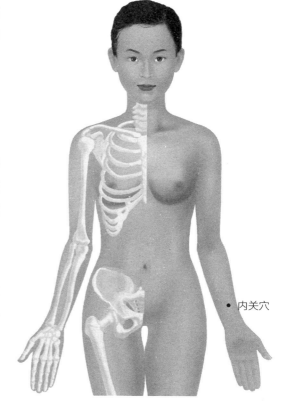

• 内关穴

按摩内关穴的作用

中医认为，内关穴为八脉交会穴，是治疗心脑血管疾病的要穴，有宁心安神、理气止痛的功效。按摩内关穴可防治心率过速或过缓、心绞痛、心律不齐、高血压、哮喘、胸痛、胃脘痛等病。

按摩注意事项

按揉内关穴不必用太大力气，稍有酸胀感即可。按摩时不可憋气，按摩后缓缓放松。还要注意指甲不宜太长，否则会掐到穴位。

极泉穴：人体内的"寿康泉"

"（极泉）治心痛，干呕，四肢不收，咽干烦渴，臂肘厥寒，目黄，胁下满痛。"

——《铜人腧穴针灸图经》

记得小时候，我们喜欢互相挠痒痒，也就是挠对方的腋窝。这个小动作其实有很好的保健作用。

从中医的角度来看，挠痒痒能够刺激腋窝处心经上的重要穴位——极泉穴。比如，大多数人在遇到突发事件或劳累的时候会出现心跳加速、胸闷等不适，这就是心悸。心悸多由气滞血瘀、血流不畅引起，此时，弹拨极泉穴就能够宽胸理气，起到很好的缓解作用。

极泉穴的取穴方法

极泉穴位于腋窝顶点，腋动脉搏动处。

按摩极泉穴的方法

极泉穴最好的按摩方式是弹拨：抬高一侧手臂，曝露腋下极泉穴，然后用食指、中指并拢摸到该穴，在穴位附近找到条索状，此时，指尖轻轻上扣，一前一后地弹拨条索状物，弹

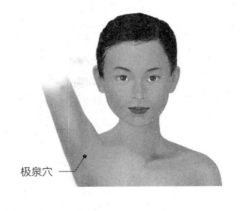

极泉穴

拨时同侧手部会有电麻感，每次弹拨 10 次左右即可，边弹拨边做深呼吸。

按摩极泉穴的作用

中医认为，针灸、按摩极泉穴有宽胸宁神的功效，可治疗冠心病、心绞痛、脑血管病后遗症等循环系统疾病，肋间神经痛、癔症等神经系统疾病，还有乳腺疾病、肩周炎等。

按摩注意事项

按摩极泉穴的方法简单易行，在休息之余可随时进行。但孕妇、患严重心脑血管病者、患肿瘤有淋巴转移者等最好不要采用本法。

劳宫穴：强心健脑的一等功臣

人在疲劳时，会不经意间攥攥拳头或捏捏手掌，精神就会为之振作。这是因为你刺激到了手心和大脑相连的穴位——劳宫穴。

古时候的私塾先生常用"打手板"的方式来教导学生，学生会因此特别警醒，同样也与刺激劳宫穴有关。

劳宫穴的取穴方法

劳宫穴在手掌心的凹陷处，第 2、3 掌骨之间偏于第 3 掌骨，握拳时中指尖所指处即是。

按摩劳宫穴的方法

经常按压手心的劳宫穴有强壮心脏的作用，可用双手拇指相互按压，也可将双手顶在桌角上按，时间可自由掌握，每穴各按 10 分钟左右。

老人们有个很好的锻炼方法——搓核桃，就是把 2 个核桃放在手心里揉来揉去，能够很好地活动到每根手指。而且，能够刺激到劳宫穴，起到健脑的作用，也能起到缓解疲劳的效果。

按摩劳宫穴的作用

劳宫穴善于清心胃之火，对于心火内盛、胃火旺盛、浊气上攻所致的病症，点按劳宫穴可清泻火热，开窍醒神。按压劳宫穴主要用于治疗失眠、神经衰弱等症，故历代医学家将劳宫穴的主治症均放在神志、心、胃热疾方面，为临床常用穴和特效穴。

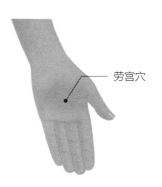

劳宫穴

四 不同症状的穴位调理

心气虚：心俞、肾俞、关元、足三里

"验得某人两手脉证，先因心气不足，感受风邪，入於经络，致使神情恍惚。"

——《元典章·吏部六·儒吏》

症状表现

1.看体态：气虚体质的人一般都偏胖，但胖而不实，肌肤松弛。唐代美人杨玉环，肯定是个心气虚的人。

2.心气虚的人容易得感冒，这是因为气不足以固表，容易外感风寒，也容易动不动就大汗淋漓。

3.心气虚的人很容易乏力，经常头晕头痛、心慌气短，稍微干点活就疲惫无力。

穴位调理

心俞穴

〔取穴〕在上背部，第5胸椎棘突下，后正中线旁开1.5寸。

〔操作〕用拇指在心俞穴上按揉3～5分钟。

〔功效〕安定心神、促眠。

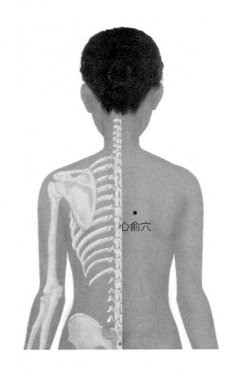

心俞穴

肾俞穴

〔取穴〕在腰部，第 2 腰椎棘突下，后正中线旁开 1.5 寸处。

〔操作〕按摩时，先将双掌摩擦至热，然后将掌心贴在肾俞穴上，摩擦 8 ~ 10 分钟。

〔功效〕疏经益气、补肾益精，对于高血压、耳鸣、精力减退等有调理作用。

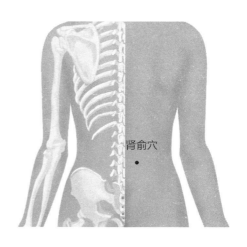

肾俞穴

关元穴

〔取穴〕在下腹部，前正中线上，脐中下 4 横指处。

〔操作〕以关元为圆心，用手掌做逆时针及顺时针方向摩动 3 ~ 5 分钟，然后随呼吸按压关元穴 3 分钟。

〔功效〕培补元气、温通经络。对于调理心悸、气虚盗汗等有良效。

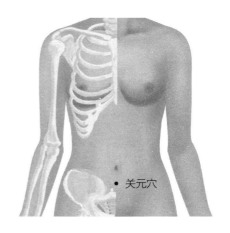

关元穴

足三里穴

〔取穴〕在小腿前外侧，外膝眼下 3 寸，胫骨前缘外侧 1 横指（中指）处。

〔操作〕每天用拇指或中指按压足三里 5 ~ 10 分钟，每分钟按压 15 ~ 20 次。

〔功效〕可激发全身气血的运行，具有补中益气、通经活络的功效。

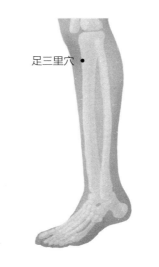

足三里穴

第二篇　中医养心大法　一

171

心神不宁：神门、内关、劳宫、神阙、心俞

"心者，形之君也，而神明之主也。"

——《荀子·解蔽》

症状表现

1. 内心烦闷，常有心悸、胸闷、气短乏力等。

2. 夜晚失眠，常伴有多梦、盗汗等。

3. 白天状态不佳，伴有头晕、疲倦、烦躁、自汗等。

穴位调理

神门穴

〔取穴〕手腕内侧（掌心一侧），腕掌侧远端横纹尺侧端，屈肌腱的桡侧凹陷处，用指关节按揉，有微痛感。

〔操作〕每天早晚用拇指指尖垂直掐按神门穴，每次1~3分钟。

〔功效〕神门穴有益心发神、通经活络的作用，主治心神不宁引起的失眠、心悸等症。

内关穴

〔取穴〕一手握拳，腕掌侧突出的两筋之间，距腕横纹3指宽的位置即内关穴。

〔操作〕用左手拇指按压右手的内关穴，再用右手拇指按压左手的内关穴，两手交替进行按压，每次按压2~3分钟即可。

〔功效〕宁心安神、理气止痛。按摩内关穴可防治心率过缓或过速、心绞痛、心律不齐、高血压、哮喘、胸痛、胃脘痛等病。

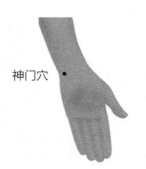

神门穴

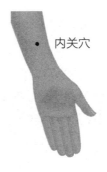

内关穴

劳宫穴

〔取穴〕劳宫穴在手掌心的凹陷处，
第 2、3 掌骨之间偏于第 3
掌骨，握拳时中指尖所指
处即是。

〔操作〕用一只手的手指来揉擦另
一只手的手心，左右手交
替进行，每穴各按 10 分
钟左右。

〔功效〕开窍醒神，主治心神不宁引
起的失眠、神经衰弱等症。

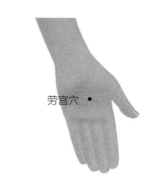

劳宫穴

神阙穴

〔取穴〕位于肚脐正中。

〔操作〕每天睡前，将手掌心放在
肚脐上，轻轻按压 15 ~ 20
分钟。

〔功效〕激发自身的元神和元气，
可调理胸闷、脘腹胀痛等。

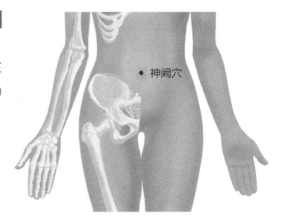

神阙穴

心俞穴

〔取穴〕在上背部，第 5 胸椎棘突
下，后正中线旁开 1.5 寸。

〔操作〕用拇指在心俞穴上按揉
3 ~ 5 分钟。

〔功效〕安定心神、促眠。

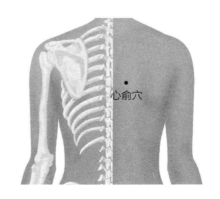

心俞穴

心阳不足：心俞、肾俞、命门、关元、神阙

"阳气者，若天与日，失其所则折寿而不彰。"

——《黄帝内经·素问·生气通天论》

症状表现

1. 失眠、便秘、手脚冰冷，畏寒怕冷、胸口憋闷或刺痛、口舌发紫、尿少水肿。

2. 精神萎靡、神经衰弱、反应迟钝、嗜睡、懒言声低、面色苍白或青紫。

3. 动则汗出，时常会有心跳加速等心悸症状。

穴位调理

心俞穴	肾俞穴
〔取穴〕在上背部，第5胸椎棘突下，后正中线旁开1.5寸。	〔取穴〕在腰部第2腰椎棘突下，后正中线旁开1.5寸处。
〔操作〕用拇指在心俞穴上按揉3～5分钟。	〔操作〕用拇指在肾俞穴上按揉3～5分钟。
〔功效〕补心阳、缓解心悸。	〔功效〕沟通心肾、温补肾阳，调理肢寒畏冷。

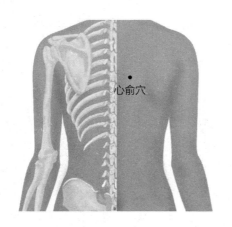

心俞穴

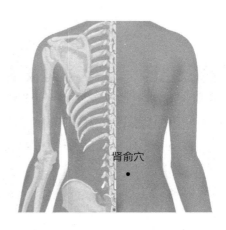

肾俞穴

命门穴

〔取穴〕位于人体腰部后正中线上，
　　　　第 2 腰椎棘突下的凹陷处。

〔操作〕每天用拇指按揉命门穴 3
　　　　分钟。

〔功效〕固摄精气、补养心肾。可
　　　　缓解心阳不足导致的手脚
　　　　冰冷，面色苍白。

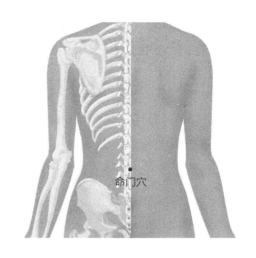

关元穴

〔取穴〕在下腹部，前正中线上，
　　　　脐中下 4 横指处。

〔操作〕以关元为圆心，用手掌做
　　　　逆时针及顺时针方向各摩
　　　　动 3 ~ 5 分钟，然后随呼
　　　　吸按压关元穴 3 分钟。

〔功效〕培补元气、温通经络。可
　　　　振奋精神，缓解心悸。

神阙穴

〔取穴〕位于肚脐正中。

〔操作〕每天睡前，将手掌心放在
　　　　肚脐上，轻轻按压 15 ~ 20
　　　　分钟。

〔功效〕激发自身的元神和元气。可
　　　　调理胸口憋闷，情志不畅。

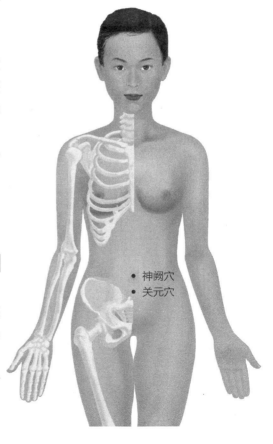

心阴亏虚：心俞、肾俞、涌泉、三阴交、太溪

"阴虚者，水亏其源。如口渴咽焦，引水自救；或躁扰狂越，欲卧泥中；或五心烦热而消瘅骨蒸；或二便秘结，而溺如浆汁；或吐血衄血，咳嗽遗精；或斑黄无汗者，由津液之枯涸；或中风瘈疭者，以精血之败伤，凡此皆无根之焰。有因火不归源，皆阴不足以配阳，病在阴中之水也。"

——《医学集成》

症状表现

1. 潮热，盗汗，面红，手足心热。

2. 口舌生疮，舌红少苔，口渴咽干。

3. 心烦，心悸，失眠，多梦。

穴位调理

心俞穴	肾俞穴
〔取穴〕在上背部，第5胸椎棘突下，后正中线旁开1.5寸。	〔取穴〕在腰部，第2腰椎棘突下，正中线旁开1.5寸处。
〔操作〕用拇指在心俞穴上按揉3~5分钟。	〔操作〕用拇指在肾俞穴上按揉3~5分钟。
〔功效〕安定心神、促眠。	〔功效〕可滋补肾阴、沟通心肾。

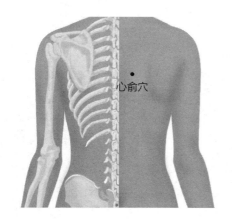

心俞穴

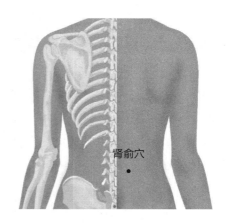

肾俞穴

涌泉穴

〔取穴〕脚趾屈，在前脚掌中心凹
　　　　陷处。

〔操作〕用食指在涌泉穴上按揉
　　　　3～5分钟。

〔功效〕滋阴潜阳，预防心脑血
　　　　管病。

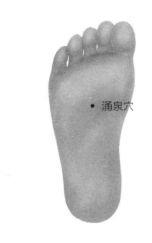

涌泉穴

三阴交穴

〔取穴〕在小腿内侧，内踝尖上3
　　　　寸，胫骨内侧后缘处。

〔操作〕用拇指在三阴交穴上按揉
　　　　3～5分钟。

〔功效〕疏通经络、行气活血。

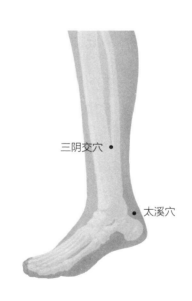

三阴交穴

太溪穴

太溪穴

〔取穴〕内踝尖和跟腱之间的凹
　　　　陷处。

〔操作〕用拇指在太溪穴上按揉
　　　　3～5分钟。

〔功效〕调补心肾阴虚，预防冠
　　　　心病。

心血不足：心俞、脾俞、气海、血海、公孙

> "五脏之道，皆出于经隧，以行血气。血气不和，百病乃变化而生。"
>
> ——《黄帝内经·素问·调经论》

症状表现

1. 面色无华、唇舌色淡、爪甲苍白。

2. 乏力、精神萎靡、食欲差。

3. 头晕目眩、失眠多梦、易惊健忘等。

穴位调理

心俞穴	脾俞穴
〔取穴〕在上背部，第5胸椎棘突下，后正中线旁开1.5寸。	〔取穴〕在下背部，第11胸椎棘突下，后正中线旁开1.5寸。
〔操作〕用拇指在心俞穴上按揉3～5分钟。	〔操作〕用拇指在脾俞穴上按揉3～5分钟。
〔功效〕有效调节心脏功能，补养气血。	〔功效〕强健脾胃、补养气血。可改善食欲，增强体质。

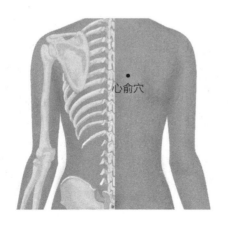

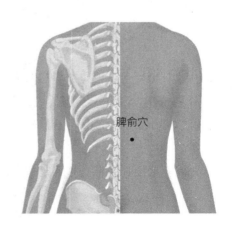

气海穴

〔取穴〕在下腹部，前正中线上，
　　　　脐中下 1.5 寸。
〔操作〕用拇指在气海穴上按揉
　　　　3 ~ 5 分钟。
〔功效〕补养人体元气。调理心血不
　　　　足引起的乏力、头晕目眩。

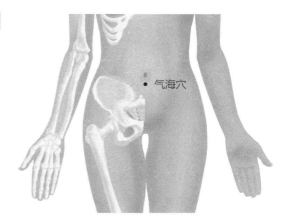

气海穴

血海穴

〔取穴〕在股前部，髌底内侧端上
　　　　2 寸，股内侧肌隆起处。
〔操作〕每天早晚用拇指尖按揉血
　　　　海穴，每次 1 ~ 3 分钟。
〔功效〕补益气血。可促进心脏血
　　　　液循环，改善面色无华。

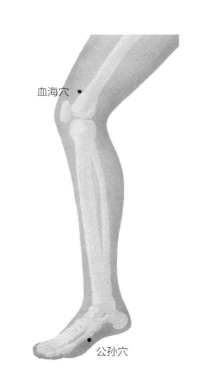

血海穴

公孙穴

公孙穴

〔取穴〕在跖区，第 1 跖骨底的前
　　　　下缘赤白肉际处。
〔操作〕用拇指指腹向内按压公孙
　　　　穴，以有酸痛感为度。
〔功效〕健脾生血、促进血液循环。

第六章　中医传统功法养心

一 猿戏、鹤戏：调养身心效果佳

> "吾有一术，名五禽之戏：一曰虎，二曰鹿，三曰熊，四曰猿，五曰鸟。亦以除疾，兼利蹄足，以当导引。体有不快，起作一禽之戏，怡而汗出，因以著粉，身体轻便而欲食。普施行之，年九十余，耳目聪明，齿牙完坚。"
>
> ——《后汉书·华佗传》

五禽戏是一种中国传统的养生方法，是由模仿五种动物——熊、鹿、猿、鹤、虎的动作组成一套强身健体操，据说是汉代名医华佗创造发明的。五禽戏又被后世称为"五禽操""五禽气功"等。其中的猿戏和鹤戏对于增强心脾肺功能很有益处。

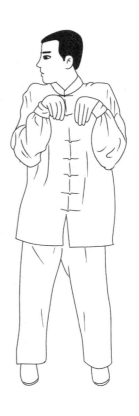

猿戏：增强心功能

猿活泼灵活，善于模仿，攀缘枝藤，敏捷机灵，可腾挪闪避。模仿猿的各种体态动作能愉悦心神，流通血脉。

操作方法

猿戏主要为蹲趴式、眺望式两种。做蹲趴步式时，先运气，然后下蹲，气沉丹田，再跃起做攀爬状。眺望式是左右手上提至胸，双肩耸起，收腹提肛，同时两脚跟提起，头向左右转动；目随头动，来回眺望身体左右侧。

功效

练猿戏，能悦心神、畅心志、促进气血流通，增强心的功能，缓解气短、气喘等症状。

鹤戏：强心健脾，调和呼吸

鹤形飘逸潇洒，飞则直冲云天，落则飘然而至，颈长灵活，且鹤的呼吸功能很发达。练鹤戏，主要为模仿飞翔式。

操作方法

调息后，伸展两臂，然后身体起伏呈鸟飞翔状，练习时以胸式呼吸为主。

功效

鹤戏以胸式呼吸为主，可以增强心肺的呼吸功能。且鹤戏动作轻翔舒展，可调节气血、疏通经络，增强机体免疫力。

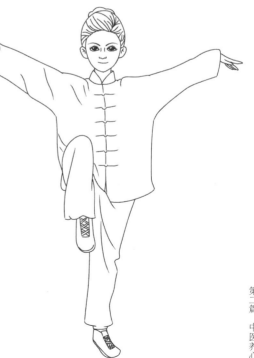

┤ 杨力提示 ├

常练猿戏、鹤戏，有利于养护心脑
以上猿戏、鹤戏，既可在园林练，也可于庭院、楼宇间甚至室内做，时间早晚均可，老少皆宜，有利于养护心脑，保健防病。

二 神奇的六字诀法：补益身心，延年益寿

> "春嘘明目夏呵心，秋呬冬吹肺肾宁；四季常呼脾化食，三焦嘻出热难停。"
>
> ——《养生歌》

人体发生疾病，不外乎阴阳盛衰，气血失调，五脏六腑失和。中医认为只有调和脏腑才能血气旺盛。六字诀是一种吐纳法，它是中国南北朝时期梁氏陶弘景提出的，通过"嘘（xū）、呵（kē）、呼（hū）、呬（sī）、吹（chuī）、嘻（xī）"6个字发声口型不同，唇齿喉舌的用力不同，可以刺激不同的脏腑经络气血运行，减少心、肺、脾、肝、肾的发病率。还可调节气血，平衡阴阳，补养身心，最终达到延年益寿的目的。

六字诀的练习顺序

关于六字诀的练习顺序，古人说法不一。总结起来，在练习六字诀过程中，若以治病为主要目的，则应以五行相克的顺序练习：

呵——呬——嘘——呼——吹——嘻

若以养生为主要目的，则应按照五行相生的顺序练习：

嘘——呵——呼——呬——吹——嘻

练习六字诀的提示

练六字诀时，建议采用顺腹式呼吸，就是先呼后吸，嘴呼鼻吸。吸气时鼓肚子，呼气时瘪肚子。呼气时吐字，同时收腹敛臀，二阴微提，重心自然后移至足跟，注意不要有憋气感。吐尽吸气，吸气时两唇轻合，舌抵上腭，全身放松，小腹部自然隆起，空气自然吸入。每个字读6次后调息一次，采用自然呼吸法。练习时配合导引动作，使动作的快慢与吐气的速度一致并受气的支配。另外，练习时还要掌握好"先出声，后无声"的原则。

练习六字诀的方法

预备式：两脚开立，与肩同宽，头正颈直，含胸拔背，松腰松胯，双膝微屈，全身放松，双手齐胯处，呼吸自然。

呼吸法：顺腹式呼吸，先呼后吸，呼气时读字，同时提肛缩肾，重心移至足跟。呼吸时微微用意，做到吐唯细细，纳唯绵绵，有意无意，绵绵若存，不能用力。绝不可故意用力使腹部鼓胀或收缩。

调息：每个字读 6 遍后，调息一次，稍作休息，恢复自然。

呵字功补心气

口型为口半张，腮用力，舌抵下腭，舌边顶齿。念"呵"字时，两臂随吸气抬起至胸前，呼气时两臂由胸前向下按，气随手势导引直入心经，沿心经运行，使中指与小指尖都有热胀之感。连做 6 次。

呵字功治心悸、心绞痛、失眠、健忘、盗汗、口舌糜烂、舌强语塞等心经疾患。

呬字功补肺气

口型为两唇微向后收，上下齿相对，舌尖微出，由齿缝向外发声。两手从小腹前抬起，逐渐转掌，手心向上，至两乳平，两臂外旋，翻转手心向外成立掌，然后左右展臂宽胸推掌如鸟张翼。呼气尽时，即闭口用鼻吸气，稍作休息，自然呼吸一次，再念"呬"字。连做 6 次。

呬字功对于肺病咳嗽、喘息等症有一定疗效。

嘘字功平肝气

口型为两唇微合，有横绷之力，舌尖向前并向内微缩，上下齿有微缝。练功时，两手相叠于丹田，男左手在下，女相反。足大趾稍用力，提肛缩肾。接着呼气读"嘘"字 1 次，吸气完后，再念"嘘"字 1 次。连做 6 次。

嘘字功可以治目疾、肝肿大、胸胁胀闷、食欲不振、眩晕等症。

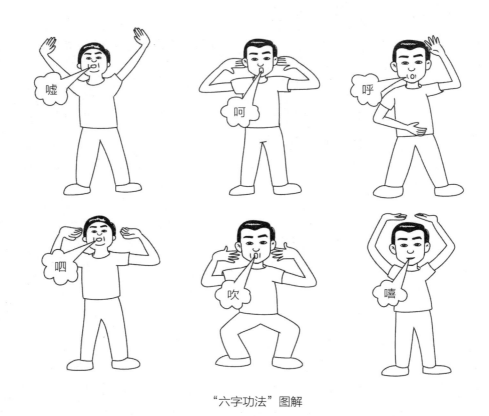

"六字功法"图解

呼字功培脾气

口型为撮口如管状,唇圆如筒,舌放平,向上微卷,用力前伸。右手高举,手心向上,至顶后左手心向下按,同时呼气。再换成左手高举,手心向上,右手心下按。呼气尽则闭口用鼻吸气,吸气尽稍休息后做一个自然的短呼吸,再念"呼"字。连做6次。

呼字功治腹胀、腹泻、四肢疲乏、食欲不振、肌肉萎缩、水肿等脾经疾患。

吹字功补肾气

口型为两唇向两侧拉开收紧，舌向里，微上翘，气由两边出。呼气读"吹"字，同时两臂撑圆如抱物状，两手指尖相对。身体下蹲，两臂随之下落，呼气尽时两手落于膝盖上部。吸气之时，横膈下降，小腹隆起。下蹲时要做到身体正直。气呼尽，随吸气之势缓慢站起，两臂自然下落垂于身体两侧。连做 6 次。

吹字功治腰膝酸软、盗汗、遗精、阳痿、早泄、子宫虚寒等肾经疾患。

嘻字功理三焦

口型为两唇微启，舌稍后缩，舌尖向下，有喜笑自得之貌。呼气念"嘻"字，同时两手自体侧向上抬起，过腹至两乳平，两臂外旋翻转手心向外，向头部托举，过头顶后两手心向上，指尖相对，一边托一边呼气，然后两手心再由面前顺势下降至丹田。连做 6 次。

嘻字功治眩晕、耳鸣、喉痛、胸腹胀闷、小便不利等三焦经疾患。

练习强度

全套练习每个字做 6 次呼吸，早晚各练 3 遍，也可以有针对性地练 1 个或 2 个字诀。

练习提醒

练功要循序渐进，持之以恒，不可急于求成，尤其是年老体弱者，对于动作幅度的大小、运动量的大小、呼吸的长短、练功的次数等，都要量力而行。练功结束，可以做一些简单的动作，如搓手、擦面、全身拍打及散步等，以促进气血流通，使身体从练功状态恢复到正常状态。

注意事项

练功中，如出现虚汗淋漓、头晕、心悸等症状应立刻停止，如症状不缓解应尽快就医。

三 太极拳：一种绝佳的养心运动

> "易有太极，是生两仪，两仪生四象，四象生八卦。"
> ——《易经》

太极拳是介于动养生和静养生之间的一种绝佳的养心运动，因为它调和阴阳，刚柔相济，动静相兼，老少咸宜，随处可练，所以是全民健身的首选项目。太极拳虽然千变万化，但万变不离其一。所谓"一"，即是太极阴阳合而为一。

练太极拳对心、脑的优势

外动内静，休息大脑

太极拳的优势在于借助外动引至内静，最终达到形神合一的境界。由于太极拳有一套系统的导引，易于敛神，对休息大脑具有一定的优势。

气和神宁

太极拳是通过四肢运动带动经气血脉的运动，在锻炼过程中以腹式呼吸带动胸式呼吸，从而达到气运丹田、脉通全身的作用，因而心、肺能得到充分的休息和调整。

每周练几小时太极拳，养护心血管

中医和西医一致认为，长期打太极拳能够有效防治心脑血管疾病，但并不是所有人都能把整套动作坚持下来，其实练习基础式，只要长期坚持也能起到很好的养护心血管的作用。

太极拳的基础招式

起势

1.自然站立，双肩下沉，双肘松垂，手指自然微屈，双脚分开与肩同宽，眼向前平视。

2.双臂向前缓慢平举，手心向下，眼看前方。

3.双腿微屈，双掌轻轻下按，双肘微垂，掌指微上翘，眼看前方。

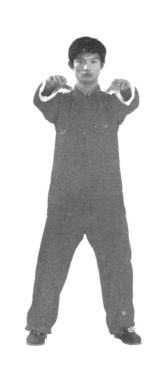

左右野马分鬃

1.以腰为轴，上身微向右转，重心移于右腿，同时右手收抱于胸前，胸部保持宽松舒展。手心向下，左手收抱腹前，手心向上，左脚随之收至右脚内侧，脚掌点地，眼看右手。

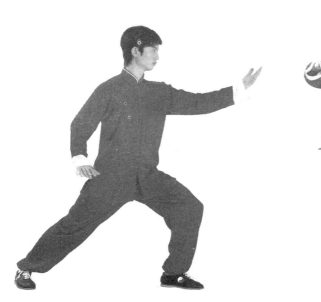
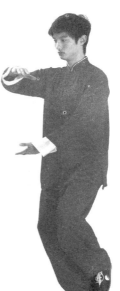

2. 以腰为轴，上体向左转，左脚上前迈一步成左弓步，弓步动作与分手的速度要均匀一致，迈出的脚，脚跟先着地，然后脚掌慢慢落实，脚尖向前，膝盖不要超过脚尖，后腿自然伸直。左右手随转体分别向左上右下分开，左手手心斜向上，右手落于右髋外侧，手心向下，眼看左手。

3. 以腰为轴，身体向右转，右脚向左脚合拢，脚尖收至左脚内侧点地，右手收抱腹前，手心向上，左手收抱胸前，手心向下，眼看左手。然后换方向。

白鹤亮翅

1. 上体微向左转，左手翻掌向下，左臂平屈胸前，右手向左上划弧，手心转向上，与左手呈抱球状。

2. 右脚跟进半步，上体后坐，身体重心移至右腿，上体先向右转，面向右前方，眼看右手；然后左脚稍向前移，脚尖落地，呈左虚步，同时上体再微向左转，面向前方，两手随转体慢慢向右，上左下分开。

3. 身体重心后移和右手上提、左手下按要协调一致。

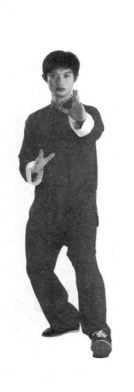
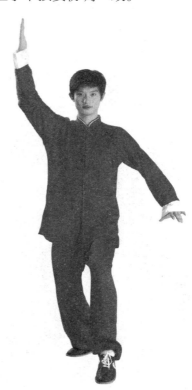

第 三 篇

预防心脑血管病，首先要控"三高"

血管就是生命

人最宝贵的是血管，血管通利则长寿，血管壅堵则百病生。可以说，血管就是生命，血脉就是命脉，保养血管就是保养生命。

我是看心脏病的，深知现在心脑血管疾病已经成为比癌症还可怕的第一杀手，多少宝贵的生命因为血管问题而瞬间即逝。血管病变夺去了无数生命，所以我由衷建议：保护血管刻不容缓。

那么，怎样保护血管？怎样延缓血管老化、阻止血管变性和壅堵呢？答案就是积极防治"三高"（即高血压、血脂异常、糖尿病），"三高"是吞噬血管的三只老虎。其中过高的血脂破坏血管的内膜，让血管壅堵；过高的血压破坏血管的弹性纤维，让血管丧失弹性；而过高的血糖则破坏血管的基底膜，让血管壁变厚。这样，三元凶自内到外让血管逐渐变厚、变硬、变狭窄，甚至壅堵闭塞，从而引发各种心脑血管病。

要扼住这"三只老虎"的咽喉，要做到九个字：管住嘴，迈开腿，多喝水。就是要科学饮食、健康运动，降脂、降压、降糖，让我们的血管永远年轻不衰老。

第一章　了解你的血管

一　血管：人体养料的运输管道

> "心主身之血脉。"
>
> ——《黄帝内经·素问·痿论》

身体健康由血管决定

血管网就像一张庞大的身体交通图，分布在各个组织器官，血液载着氧和营养物质在其中奔流不息。血管家族成员有动脉血管、静脉血管和毛细血管，它们各司其职构成循环管道。其中，动脉血管是运送血液离开心脏的血管。它从心室发出，有很多分支，最后移行于毛细血管。静脉血管是导血回心的血管，它起于毛细血管，止于心房。

身体的每一个地方都需要血液滋养，如果血管堵塞、变窄、变脆，就会让血流不畅通，引发心脏病、高血压、脑卒中等心脑血管疾病。毫不夸张地说，人的健康是由血管决定的。但是，血管的健康常常被人们忽略，我们亲手把血管培养成了危害健康的"定时炸弹"。

目前，血管疾病已经成为人类健康最重要的威胁，且发病有快速增长和逐步年轻化的趋势。所以，不管是老年人还是中青年人，都应好好了解血管，做到无病早防，有病早治。

动脉是将血液输送到全身的管道

动脉血管是由心脏的心室发出的（被简称为"离心"）血管，它是将血液送到全身的管道，它在行进的过程中不断分支，越分越细，由大动脉血管、中动脉血管、小动脉血管最后移行至毛细血管。动脉血管的血管壁较厚，平滑肌发达，弹性纤维较多，管腔断面呈圆形。动脉血管有一定的弹性，可随心脏的收缩以及血压的改变而出现明显的搏动。

另外，还有更小的动脉，叫微动脉，它们是毛细血管前的阻力血管，起着"总闸门"的作用，能控制微循环的血流量。

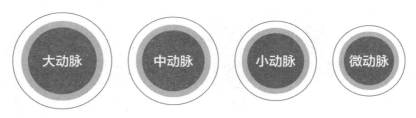

动脉血管行进变化

静脉是血液回心的路径

静脉血管起于毛细血管，管径由细逐渐增粗，管壁也逐渐增厚，由小至大逐级汇合，止于心脏，是将血液输送回心脏的血管。静脉血管分为大静脉血管、中静脉血管、小静脉血管和微静脉血管。血管壁的平滑肌和弹性组织较动脉血管壁少，结缔组织较多。

毛细血管是动、静脉血管间的桥梁

毛细血管是最细且分布最广的血管，是连接动脉血管和静脉血管之间的桥梁。一般毛细血管弹性小，血流速度慢，血管壁主要是由内皮和基膜组成，通透性大，比较容易受到外力伤害。毛细血管有3种：连续毛细血管、有孔毛细血管和血窦。

连续毛细血管	有孔毛细血管	血窦
主要分布在结缔组织、肌组织、肺和中枢神经系统等处。	主要分布在胃肠黏膜、某些内分泌腺和肾血管球等处。	又称不连续毛细血管，主要分布于肝、脾、骨髓和一些内分泌腺中。

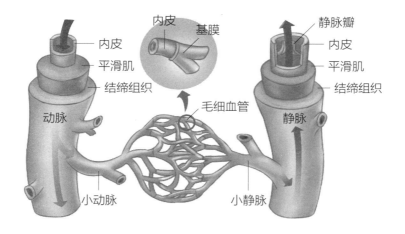

内皮
基膜
内皮
平滑肌
结缔组织
动脉
毛细血管
静脉瓣
内皮
平滑肌
结缔组织
静脉
小动脉
小静脉

⊣ **杨力提示** ⊢

血管出现瘀堵的三个表现：酸、麻、胀

酸说明供血变慢，一是血压流动速度慢，二是酸的部位有瘀；麻如果是临时性或间隔性的，像坐久了腿会发麻，就属于正常现象；但如果经常麻，就说明某个区域瘀堵了；胀多是某个部位瘀堵了的外部表现。

二 血液：营养物质的运输员

> "营卫者，精气也；血者，神气也。"
>
> ——《黄帝内经·灵枢·营卫生会》

血液大部分由水分组成，水占 60% 以上。血液经离心后，分成明显的 3 层：最上层是较清澈的血浆，占全血的 50% ~ 60%，血浆 90% 以上由水组成，其他包括一些血浆蛋白、电解质等物质；中层一小部分是白细胞及血小板；最下层是红细胞，中下两层血浆总和占全血的 40% ~ 50%。

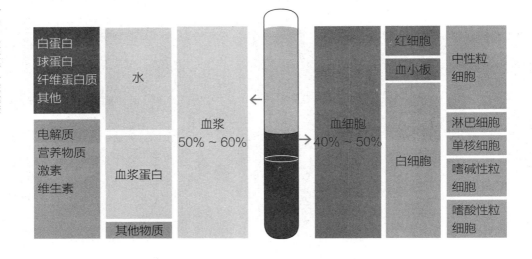

血液中功能各异的"技术工"

骨髓：血液的制造师

骨骼和血液看似风马牛不相及，但是有着密切的关系，可以说骨骼是血液的"制造工厂"。准确地说，骨髓在充当"制造师"的角色，红细胞、白细胞、血小板都是由骨髓中的造血干细胞分化而来。因此，骨髓的造血功能正常，是造就健康血液的重要前提。

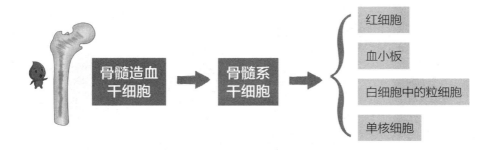

红细胞：氧的搬运工

红细胞是血液呈现红色的主要原因，可以说血液中的大部分细胞都是红细胞。

194

人体从肺吸入的氧气以及由消化道吸收的营养物质，都依靠红细胞"搬运"，才能到达全身各组织。而后红细胞还要将身体代谢产生的二氧化碳和其他废物等搬运到肺、肾等器官，然后排出体外。这对保证身体正常代谢至关重要。

红细胞内充满了血红蛋白（血红蛋白是血红素铁与球蛋白结合而成的），其中血红素铁与氧容易结合，所以血红蛋白能够充分吸收氧并运输到全身各处。如果血红蛋白含量减少，细胞就会陷入缺氧状态，这时人体就会表现出贫血状态。但如果血红蛋白过多，会造成血液黏稠，容易形成血栓。

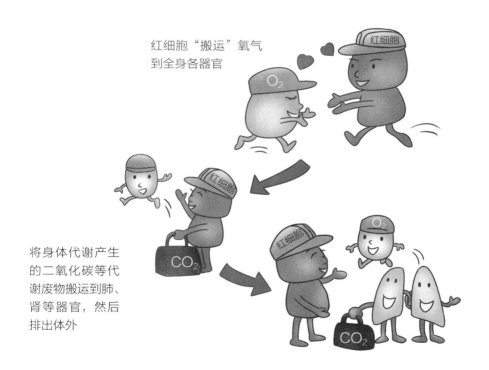

红细胞"搬运"氧气到全身各器官

将身体代谢产生的二氧化碳等代谢废物搬运到肺、肾等器官，然后排出体外

白细胞：身体的防御部队

日常生活中，身体通过呼吸和吃饭来摄取氧和营养物质，进行正常的生命活动，但是细菌和病毒等病原体总会乘虚而入，这时候白细胞就会开启防御模式，抵御外敌的侵入。

白细胞根据形态和性质的不同，分为粒细胞、巨噬细胞、淋巴细胞，其中粒细胞又分为中性粒细胞、嗜酸性粒细胞、嗜碱性粒细胞3种。

1. 白细胞的防御手段

吞噬作用：以吞噬的方式对抗异物。当细菌等异物进入身体后，嗜中性粒细胞和巨噬细胞会首先聚拢过来，吞噬并消化掉异物。

2. 生成抗体保护身体

T淋巴细胞会捕捉到侵入体内的异物（抗原），然后向B淋巴细胞发出"生成抗体对抗异物"的命令，接收到指令后，B淋巴细胞就会产生抗体，并将抗体释放到血液当中。如果相同的抗原再次入侵，机体就会马上生成抗体，使抗原失去活性。

如果身体有炎症，白细胞数量会增多，但如果是异常增多，可能是白细胞发生某种病变。白细胞标准值：4000 ～ 10000 个 /L。另外，一些药物的不良反应会导致白细胞减少。白细胞减少会使人体的免疫力减弱，从而导致细菌和病毒的侵犯。

血小板：最称职的维修师

血小板是由骨髓内的巨核细胞胞质脱落形成的，体积非常小，直径为2 ～ 44 微米，呈双凸盘状，常成群聚集，寿命为1 ～ 2周。

当血管内皮受损或破裂时，血小板会伸出伪足，呈不规则形，并迅速黏附、聚集在破损处，形成血栓，堵塞破损血管，起到止血、凝血的作用。

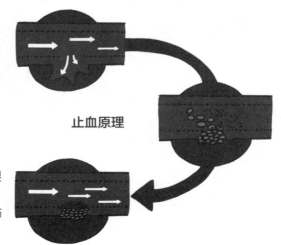

血管受血压、血液黏度等影响而损伤，血液向血管外溢漏

止血原理

血管受损，血液变黏稠，血小板聚集在受损部位止血。血浆中的凝血因子对伤口进行修复

修复完成后，破裂的血管恢复正常，血液开始流通，伤口处形成痂

血浆：身兼运输员、清洁工两职

血浆是血液的重要组成部分，除 90% 为水分外，还含有血浆蛋白、电解质、葡萄糖、激素、胆固醇等成分，它可以将这些物质运送到全身各处。但是血浆自己不能辨别所运输的物质，它可能是运送营养物质的运输员，也可能是载着垃圾到处跑的清洁工。

依靠血浆所运送物质的种类、状态和数量，可以判断血液是清洁还是脏污。所以，可以通过检查血浆来判断血液情况，进而判断身体的健康状况。

血液在体内输送营养的旅程

人体内的血液循环是封闭的，这个封闭的系统由两个分支组成：一个相对较大，称为体循环；另一个相对较小，称为肺循环。这"两兄弟"构成了人体的血液双循环模式。

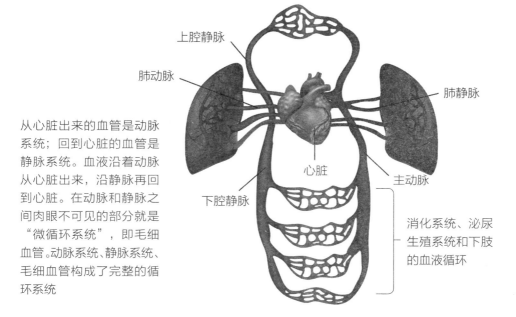

从心脏出来的血管是动脉系统；回到心脏的血管是静脉系统。血液沿着动脉从心脏出来，沿静脉再回到心脏。在动脉和静脉之间肉眼不可见的部分就是"微循环系统"，即毛细血管。动脉系统、静脉系统、毛细血管构成了完整的循环系统

上腔静脉

肺动脉

肺静脉

心脏

主动脉

下腔静脉

消化系统、泌尿生殖系统和下肢的血液循环

大旅程：体循环

人体内的血液从心脏流向全身。心脏像一个泵，是血液流动的动力源，而血管将血液输送到全身各处，供应各器官使用，这其中有各种营养物质、氧气、二氧化碳等成分。这个过程在人体内时时刻刻地进行着。

体循环的特点是路程长，流经身体的范围广，主要通过动脉血来滋养全身各组织，然后将其代谢产物经静脉运回心脏。

运行路线：左心室（收缩）→含氧气和营养物质的动脉血进入主动脉→各级动脉分支→进入毛细血管→气体和营养物质交换→含二氧化碳和代谢产物的静脉血→小静脉→各级静脉→回流至上、下腔静脉及冠状窦→右心房。

小旅程：肺循环

人的心脏有 4 个腔：左心房、左心室、右心房、右心室。其中上下房室是相通的，左右不通。其中，体循环起始于左心室，肺循环起始于右心室。

肺循环的特点是路程短，它只通过肺，主要完成气体交换。运行路线：右心室（收缩）→含有二氧化碳的静脉血进入肺动脉→肺动脉各级分支→肺泡壁的毛细血管→血管和肺泡进行气体交换→含氧饱和的动脉血进入小静脉→肺各级静脉→回流至左、右肺静脉→左心房。

┤杨力提示├

体循环中的微循环

在体循环中还有一种特殊的微循环，是微动脉与微静脉间的血液循环，它广泛存在于人体的各个器官组织，是体循环中的一个重要环节。

血管生病了，一定是日积月累的结果

血管变脆：可能是高血压导致，增加罹患脑出血风险

高血压对身体健康的危害是多方面的，会让人手脚麻木、头晕、头痛、心悸、失眠等，其中对血管的危害首当其冲。血管受到高压的压迫，会处于扩张状态，如果这种高压持续压迫，就会让血管失去弹性、变脆，容易破裂，增加罹患脑出血的风险。

血管壁增厚：可能是动脉粥样硬化，小心冠心病

据临床统计，90%以上的冠心病都由动脉粥样硬化所致。严重的动脉粥样硬化就像不定时炸弹，随时都有可能引爆冠心病，如发生急性心肌梗死。

所谓粥样硬化斑块，就是一种凸向血管腔的硬化斑块，外观上像我们平时熬煮的米粥一样。这个斑块可造成血管狭窄甚至闭塞，如同自来水管或水壶嘴被长年逐渐堆积的水垢堵塞一样。

心脏不停跳动，需要氧与营养物质源源不断地供应，而其所需营养物质和氧来自冠状动脉。可以想象，如果冠状动脉发生狭窄或闭塞，心肌得不到营养物质和氧的供应，必然会发生损伤甚至坏死。

冠心病就是冠状动脉粥样硬化导致的心脏病，可见动脉粥样硬化是引发心血管疾病的罪魁祸首。

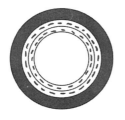
正常的冠状动脉

斑块的形成

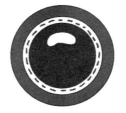
斑块增大，动脉粥样硬化，管腔狭窄

血管变窄：血液中过多脂类沉积，谨防血脂异常

通常所说的血脂主要指甘油三酯和胆固醇，正常情况下身体对脂类物质的吸收、转化、消耗，应该维持在平衡状态。但是由于饮食结构不合理、缺乏运动等原因，会打破平衡，使血脂含量不再稳定。过多的脂类物质会沉积在血管壁上，久而久之血管壁变得狭窄。

血管堵塞：血液垃圾沉积淤堵，容易发生急性梗死

健康的血管应该是畅通无阻，血流顺畅的，能将营养物质和氧输送到全身各个组织器官，同时将代谢产生的二氧化碳和废物排出。但是，随着年龄的增长、长期不健康的生活方式，会让血液中的脂质"垃圾"增多，沉积、淤堵在血管壁上，将血流的通道"堵塞"，造成血流不畅，不能及时供给营养物质和氧，身体组织就会出现缺氧、缺血，导致高血压等疾病。

当血管完全被"垃圾"堵死时，血液出现断流，就会发生急性心肌梗死和急性脑梗死，一旦发生很可能就是致命性的。因此，想从根本上解决血管疾病，就要清除血管垃圾，解决血管堵塞。

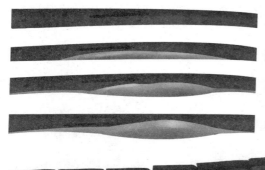

血管健康，血液流通顺畅

脂肪堆积，血液流通受阻

堵塞严重，形成粥样硬化，血管壁变脆

血管完全堵塞，血液循环受阻

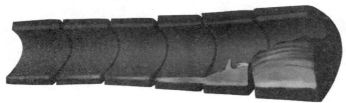

导致血管堵塞的罪魁祸首是胆固醇，如果不防微杜渐，最终将诱发脑卒中、心脏病等致命性疾病

身体内威胁血管和血液健康的毒素

随着人体的衰老和外界的刺激，人体代谢的毒素逐渐积累，越来越多。这些毒素如果不尽快排出去，会影响人体的健康，加速人体衰老，引起疾病。

血尿酸

血尿酸是嘌呤代谢的产物，主要由肾脏担任排泄任务，小部分由肠道、胆道排出，一旦体内尿酸浓度升高，含量超过正常值，一些人会出现身体不适，容易导致痛风、急性痛风性关节炎等。

痛风是由尿酸浓度长期过高引起，和不健康的饮食有关。过食肥甘、主食偏少、饮酒过量等都是痛风的诱因，所以养成良好的饮食习惯是防治痛风的关键。

胆固醇

胆固醇可在人体内合成，绝大部分胆固醇由肝脏制造，另一部分由食物经小肠吸收。其实胆固醇是人体一种不可缺少的物质，它可调节钙、磷代谢，促进骨骼发育。但过高的胆固醇在血管壁上累积，会大大增加心血管疾病的患病率。胆固醇升高是冠心病的致病性危险因素，没有胆固醇就没有冠心病。

胆固醇中有高密度脂蛋白胆固醇（HDL-C）和低密度脂蛋白胆固醇（LDL-C）两种，增加 HDL-C 水平，同时降低 LDL-C 水平，即"该高的要高，该低的要低"，人体才能维持健康。

降甘油三酯的药物有贝特类和鱼油。有的牛奶中添加植物固醇，也有一定的降胆固醇作用。

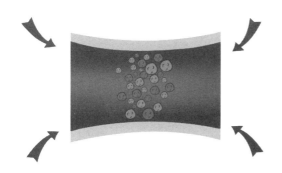

脂类物质沉积过多，会堵塞血管，使血管变窄，血流变慢，形成血栓。如果这种情况发生在心脏血管，就会引起冠心病；发生在脑部，就会引发脑卒中；发生在下肢，就会出现肢体坏死、溃烂等

没有患冠心病的一级预防，低密度脂蛋白胆固醇（LDL-C）应保持在2.6毫摩/升以下；已患有冠心病，如使用过支架式搭桥手术，患过心肌梗死的患者，坏胆固醇应降至1.8毫摩/升以下。降胆固醇的药物主要有两类：一是减少肝脏合成胆固醇的他汀类药物，二是减少小肠吸收胆固醇的药物——依折麦布（益适纯）。二者小剂量合用比他汀大剂量单用更有效、更安全、更便宜。

乳酸

乳酸是人体由于长时间运动，产生的废物，是导致人体疲劳的物质之一。过多的乳酸在体内就是一种毒素，会导致乳酸堆积的肌肉发生收缩，压迫血管，从而使血流缓慢，人体会呈现一种疲劳状态。乳酸在人体内不断累积会导致血液呈酸性，不利于细胞吸收氧气，从而削弱细胞的功能。

如何消除乳酸引起的疲劳呢？可以进行慢跑、按摩、伸展等运动或小动作。此外，泡个热水澡也可以促使乳酸排出。

甘油三酯

甘油三酯升高在中国人中最常见，它的主要危害是导致胰腺炎，也会增加冠心病风险，但胆固醇升高仍为"主犯"，甘油三酯是"从犯"。甘油三酯升高有多种原因：一是摄入主食、甜品、油炸食品过多，二是大量饮酒，三是不运动，四是糖尿病或血糖不稳定。

自由基

氧是一把双刃剑，一方面维持人类的生存和健康，另一方面又以活性氧的方式促使人类衰老、生病。自由基是身体内氧化反应产生的物质，可损害人体组织和细胞，加快身体老化，多种疾病也会随之而来。自由基有很强的氧化性，因此，有抗氧化作用的食物，如富含维生素C、维生素E、番茄红素的食物，可帮助机体消除自由基。

第二章　血管决定你的寿命和健康

一 为什么说保护血管就是保护生命

> "凡治消瘅仆击，偏枯痿厥，气满发逆，肥贵人，则高粱之疾也。"
>
> ——《黄帝内经·素问·通评虚实论》

保护血管的重大意义

为什么说血管就是生命？人类最宝贵的是生命，生命最宝贵的是血管，血管通利健康长寿，血管壅堵百病生，所以保护血管就是保护生命。

我在美国给博士生讲课的时候说："你们知道中国著名的甲骨文吗？"有的学生摇头，有的学生点点头说："听说过。"我说："中国的甲骨文里记载，3000 年前中国人的高发病就是心脑血管病和癌，2500 年前的《黄帝内经》简直就是心脑血管病大著，包括了各种心脑血管病的防治，说明心脑血管病已经猖狂几千年了，已经成为比癌症还要可怕的第一杀手，它夺去了人类多少生命，所以保护血管刻不容缓。"

怎样保护血管

破坏血管的三大杀手就是血脂异常、高血压和高血糖，血脂异常破坏血管的内皮，是血管壅堵变狭窄的第一凶手；高血压破坏血管的中层，使血管失去弹性而变硬；高血糖破坏血管的基底层。三大杀手从血管的内中外三层破坏了血管，使血管形成粥样硬化，形成斑块，逐渐变窄甚至闭塞，引发冠心病、心绞痛和心肌梗死，如果破坏了脑血管还会发展为脑梗。所以，防"三高"是保护血管的重要因素，而降血脂是重中之重。

血稠是心脑小血管壅堵的元凶

我经常接触到这样的患者，常感觉头晕眼花，时有胸闷，有时走路会有点跟跄，查脑 CT 没发现问题，心脏检查也属正常，但他们的手掌发红。我初步诊断是血稠，心脑微小血管有瘀堵。他们的共同点都是爱吃肉，不运动，喝水少。我给他们开了降血脂方并嘱服他们管好嘴、迈开腿、多喝水，效果很好。

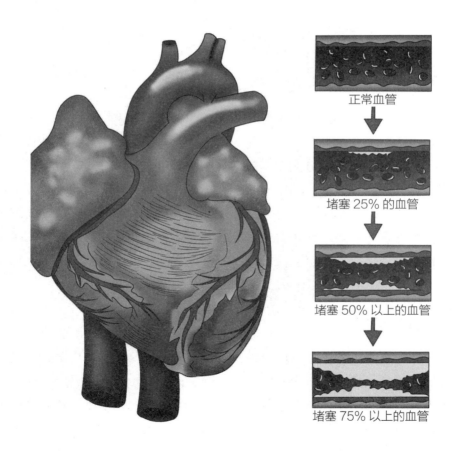

正常血管

堵塞 25% 的血管

堵塞 50% 以上的血管

堵塞 75% 以上的血管

血管堵塞的不同阶段

杨力的降"三高"验方

人都属于五行动物中的倮虫，倮虫属土，人虽然有5种生理体质［火型人（火体）、水型人（寒体）、土型人（湿体）、金型人（燥体）、木型人（风体）］，但都是以土为核心，然后相兼他型。尤其黄种人（黄属土），更是土型中的土型人。土性湿，湿气通于脾，所以土型人大多湿气重、痰浊重，日久痰瘀阻络，致血管壅堵变窄，甚至闭塞不通。而且土型人血运偏缓，血易黏稠（甘油三酯偏高），易患"三高"。

年轻人出现血稠的可以通过饮水、运动、饮食来改善，中老年人症状较重的应及时就医吃药。

这里，我给大家贡献一个降"三高"验方：

降血脂处方

山荷饮：山楂10克，荷叶5～10克。

泽泻汤：泽泻10克，白术10克。

丹七饮：丹参15克，三七3克。

症轻者，可用山荷饮代茶饮，也可多饮茶（包括绿茶、乌龙茶和普洱茶等），多吃番茄、葡萄、萝卜、绿叶蔬菜等。

症重者，建议上述三方合用，每天饮用1～2次，以肠胃承受能力为度。

合并症加减处方

在上述降血脂三大处方的基础上：

合并高血压加天麻10克，钩藤10克；

合并冠心病加瓜蒌10克，薤白10克；

合并糖尿病加黄连10克，葛根15克。

注意：血脂高引起心脑血管堵者（出现头晕、乏困、眼花、胸闷），要管住嘴，迈开腿，多喝水。

温馨提示： 本书的药物验方、处方等仅为广大读者提供参考，具体用药时要根据自身情况经过医院诊断，遵医嘱用药。

二 心脑血管堵塞的危害

> "阳气者，大怒则形气绝，而血菀于上，使人薄厥。"
>
> ——《黄帝内经·素问·生气通天论》

血稠重者，血管容易堵塞

血稠重者，血液处于高凝状态，容易发生心梗、脑梗而危及生命，还可以形成下肢血栓引起肺梗而造成死亡，所以血稠是破坏血管的元凶。现在心梗、脑梗越来越高发，都是因为血脂高导致血管被破坏，形成动脉硬化及斑块，引起血管堵死之故。

中医药降血脂是治本，不但能降外源性血脂（吃进来的），还能降内源性血脂（脾胃代谢障碍所致），前面提到的"降血脂处方"就具备调降内外血脂的作用。

血管严重壅堵的危害及早期信号

血管被痰浊瘀堵，轻者心脑肾小血管（中络）受损，重者引起心、脑、肺、肾主要血管梗阻而危及生命。所以一定要注意防微杜渐，积极治本，阻断疾病的发展，应注意早期先兆，争取早期治疗。若发生重度动脉硬化，瘀痰壅堵严重则易出现重要器官梗阻。

脑梗

属脑血管梗阻（缺血性脑卒中），多发生于痰瘀阻络较重的人，会造成突然昏倒，后果很严重。

早期先兆：头痛，短暂的言语不利，一过性肢体无力，瞬间眼前黑蒙。

心梗

心脏冠状血管动脉硬化发展至梗阻，引起心肌缺痒甚至坏死，可导致急性心衰甚至死亡。主要症状是胸骨后压榨性疼痛，憋气不能缓解，甚至出汗昏厥，有濒死感。

早期先兆：短时胸闷、憋气。

肾梗

长期高血压、高血脂加重动脉硬化，使肾动脉狭窄，引起血管紧张素增加，从而又加重了血压升高，形成恶性循环，导致恶性高血压。急性肾梗还易导致急性肾衰而危及生命。

早期先兆：腰部隐痛，血压降不下来。

肺梗

往往因为下肢动脉硬化、脱落成为血栓，顺血循堵塞于肺血管，导致肺梗阻而猝死。这种情况常发生于长途乘经济舱乘客，经过十几小时的乘坐后，下飞机时突然倒地，所以有下肢深部静脉瘀血的人应避免坐长途飞机，或每1小时起来活动10分钟。

早期先兆：下肢小腿明显静脉曲张，久站久坐，易肿胀。

三 五运六气与心脑血管病

> "天有五行，御五位，以生寒、暑、燥、湿、风。人有五脏，化五气，以生喜、怒、思、忧、恐。"
>
> ——《黄帝内经·素问·天元纪大论》

运气对心脑血管病的影响

胜、复、郁、发、太过、不及，无论异常气候还是极端气候，对心脑血管病都有很大影响。

运气五郁对心脑血管病的影响

五郁指运气气化不及对心脑血管病的影响。

火郁——心郁

气化特点：岁水太过，寒气流行，心火受邪。

气候特点：夏应热不热，或应热反寒，寒气早至。

原文:《黄帝内经·素问·气交变大论》："岁水太过，寒气流行，邪害心火，民病……阴厥上下中寒，谵妄心痛……"

病机：邪害心火。

治法：火郁发之，包括培土制水、温振心火。

主方：苓桂术甘汤加人参。

水郁——肾郁

气化特点：岁土太过，雨湿流行，肾水受邪。

气候特点：冬应寒不寒，应藏不藏，泉涌河衍，风雨大至。

原文：《黄帝内经·素问·气交变大论》："岁土太过，雨湿流行，肾水受邪。民病腹痛，清厥、意不乐，体重烦冤，上应镇星。甚则肌肉萎，足痿不收，行善瘈，脚下痛，饮发中满，食减，四肢不举。"

病机：肾水不济心火，易致肌肉痿痹、腰沉重、腿足肿、四肢寒凉、尿少。易加重心衰。

治法：承制脾土，温振肾水。

主方：四逆汤、真武汤。

金郁——肺郁

气化特点：岁火大过，炎暑流行，肺金受邪。

气候特点：应燥不燥，秋应凉反热，凉燥成燥火。

原文：《黄帝内经·素问·气交变大论》："岁火太过，炎暑流行，肺金受邪。民病虐，少气咳喘，血溢、血泄、注下，嗌燥耳聋，中热肩背热。上应荧惑星。甚则胸中痛，胁支满，胁痛，膺背肩胛间痛，两臂内痛。"

病机：肺气被郁，肺气不宣，肺失肃降，一是肺心病加重，一是炎暑引发心脑血管病、脑出血等。

治法：承制心火，扶助肺气。

主方：沙参麦冬饮加黄连。

木郁——肝郁

气化特点：岁金太过，燥气流行，肝木受邪。

气候特点：春应温反凉，应生不生。

原文：《黄帝内经·素问·气交变大论》："岁金太过，燥气流行，肝木受邪。民病两胁下少腹痛，目赤痛、眦疡，耳无所闻。肃杀而甚，则体重烦冤，胸痛引背，两胁满且痛引少腹。上应太白星。甚则喘咳逆气，肩背痛。"

病机：肝气血郁滞，生机不振，肝气不疏，气血郁滞，情志抑郁，七情不疏，易发作冠心病。

治法：温振肝气，制金扶木。

主方：柴芍六君子汤加郁金、菖蒲、桑白皮。

土郁——脾郁

气化特点：岁木太过，风气流行，脾土受邪。

气候特点：长夏应湿不湿，应长不长。

原文：《黄帝内经·素问·气交变大论》："岁木太过，风气流行，脾土受邪。民病飧泄，食减，体重，烦冤，肠鸣腹支满，上应岁星。甚则忽忽善怒，眩冒巅疾。"

病机：因肝气太盛，易患高血压、眩晕、头巅顶痛等。

治法：制木振土，疏肝健脾。

主方：四君子汤加白芍、柴胡。

气化极端对心脑血管病的危害

中医的"五运六气"学说认为，一年中极端的气候变化，如火化太过，寒化太过，都对心脑血管有很大的危害，因此有必要干预。

火化太过

火化太过，火成为胜气，火气通于心，邪害心脏。

气化分析：火运太过之年，如戊辰、戊戌年。天符年，如戊寅、戊子年（二火相逢），上半年火化太盛。太乙天符年，如戊午年（三火相逢），全年火化太过。同天符年，如戊午年。同岁会年如癸巳年，两火相逢，下半年火盛，或夏季加临的气化是火气则火上加油，心脏受邪。

病机：火化太过，热气盛行，火气通于心，致心火太亢，诱发火热疾病及心病、脑病。

治法：养心阴，清心火。

主方：竹叶麦冬汤，酌加黄连。

```
      火 ── 戊 │ 午 ── 火
              │
              火
```

寒化太过

寒化太过，水成为胜气，水性寒，寒气通于肾，邪害肾脏，加重心衰、水肿。

气化分析：水运太过之年，如丙辰、丙戌年，运气皆属寒水，又属天符年，两寒相逢，或冬季加临寒水，皆致寒化过胜而侵害肾脏。

$$水——\boxed{丙\mid 辰}——\begin{matrix}辰戌\\太阳寒\\水司天\end{matrix}$$
$$水$$

病机：寒化太过，寒气盛行，寒气通于肾，邪害肾脏。寒盛太过易引发"真心痛"（心肌梗死），寒性冠心病及肺心病、风心病。

治法：温肾扶阳。

主方：四逆汤。

气化反常与心脑血管病

气化反常对心脑血管病的影响主要有以下5种情况。当其令则顺，非其时则逆，反其时则凶。

热上加热（火上添油）

夏季本火热，如有火气加临，气化热上加热，如少阳相火或少阴君火光临三之气（小满至大暑之间），火热过盛，会导致心脑不适，引发中风（即脑卒中）、高血压或冠心病，如戊寅年、戊申年。

寒上加寒（雪上加霜）

冬季本寒冷，如有寒水加临，则寒上加寒，如终之气（小雪到大寒之间）有太阳寒水加临则气化过寒，易发生心绞痛、心梗、脑梗等心脏病。

应热反寒（反其时）

夏季应热，如有寒水加临，则气化应热反寒，易出现心火郁滞，引发冠心病、高血压、眩晕等病。

应寒反热（反其时）

冬季应寒，如有君火加临，则气化应寒反热，易引发肺心病致痰壅、气阻等。

应温反热（反其时）

春天气候尚冷，如加临君火，气候由凉变热，易引发高血压、眩晕等。

第三章　高血压

一 病因及危害

通过检测血管"年龄"，可以发现很多人的血管年龄要远远高于实际年龄，明明只有 40 多岁，却有着 60 岁的血管，高血压就是其幕后黑手。

血管是高血压的主要靶器官，高血压患者的血管长期受到高压的压迫，就像弹簧长期处于过度拉伸的状态，久而久之就会失去弹性，血管就会变脆、变硬，更容易引起弹性纤维断裂，出现血管破裂。高血压时还会出现微循环毛细血管稀疏、扭曲变形，加快身体中大、中型动脉发生粥样硬化的速度。

可见，高血压并不只是单纯血压高的问题，它所造成的血管动脉粥样硬化、弹性减弱、变脆等都会加速血管老化，而血管老化又反作用身体，增加罹患脑出血、冠心病、脑卒中等心脑血管疾病风险。

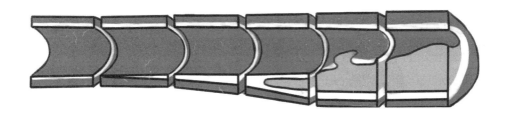

血管壁长时间堆积胆固醇类物质，会导致其管腔就越来越窄，
血压就更容易升高

二 表现症状

高血压通常因为症状不明显而不被发现，有些患者甚至是在发生严重并发症时才发现自己患有高血压。因此，出现这 7 大症状时，一定要引起警惕。

头晕

有些是一过性的（常在突然下蹲或起立时出现），有些是持续性的。

失眠

高血压引起失眠多表现为睡眠不踏实、入睡困难、早醒、梦多、易惊醒。

肢体麻木

手指、脚趾会出现麻木感（有时表现为蚁行感），甚至蔓延到其他部位。

头痛

头痛部位常在脑后或两侧太阳穴，多为持续性钝痛或搏动性胀痛，可有炸裂样剧痛，有时伴有恶心、呕吐。

耳鸣

通常在外部环境非常安静时出现耳鸣，而且持续时间较长，耳鸣时感觉响声如蝉鸣，或嗡嗡作响。

心悸、气短

高血压会造成心肌肥厚、心脏扩大、心肌梗死、心功能不全，导致心悸、气短。

出血

高血压可致脑动脉硬化，使血管弹性减退、脆性增加，故容易导致血管破裂出血，以鼻出血多见，其次是结膜出血、眼底出血、脑出血等。

三 高血压的诊断标准

　　高血压是指以动脉收缩压和（或）舒张压升高，常伴有心、脑、肾和视网膜等器官功能性或器质性改变的全身性疾病。在未使用降压药物的情况下，诊室内测量收缩压≥140毫米汞柱和（或）舒张压≥90毫米汞柱就可以诊断为高血压。高血压控制不好极易引起心、脑、肾等关键器官的损害，对人体健康的危害很大。

四 哪些人容易患高血压

超重及肥胖

患高血压的风险是普通人3倍，不仅取决于总体重，还与脂肪分布有关，通常大腹便便的向心型肥胖者患高血压的风险更高。

缺乏运动

研究显示，有规律地参加有氧运动，如快走、慢跑，每周4次，每次30分钟以上，对控制血压有帮助。

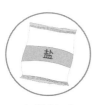

高盐饮食

盐的主要成分是氯化钠，高盐会导致体内钠过多，进而增加血管的阻力，导致血压升高。推荐普通人每日盐摄入量低于6克。

遗传因素

父母有高血压，子女发生高血压的可能性增加，同卵双生子女间的血压相关性高于异卵双生者。

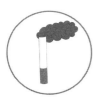

长期吸烟

吸烟容易引发高血压、冠心病等疾病，还会导致心率加快等。建议戒烟。

精神压力大

工作压力大、精神紧张、情绪不稳定等会增加患心脑血管疾病的风险。

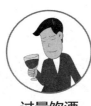

长期过量饮酒（每日饮白酒 ≥ 100 毫升）会增加患高血压的危险。

过量饮酒

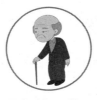

男性大于 55 岁（包括 55 岁），女性更年期后，患高血压的风险增大。

年龄因素

五 中医对高血压的认识

高血压与肝关系密切

《黄帝内经》首先指出高血压与肝风的关系最密切，如《黄帝内经·素问·至真要大论》曰："诸风掉眩，皆属于肝。"掉眩，就是因风招致眩晕，眩晕是高血压的主要症状。高血压与五脏的肝关系最为密切，而其中"风"的诱因又往往是引发高血压的前提，从而在治疗学上就有了"镇肝熄风"的重要理论。

高血压与情绪密切相关

《黄帝内经·素问·生气通天论》有"大怒则形气绝，而血菀于上，使人薄厥"，说明情绪激动是诱发高血压的一个重要因素。因此，后世涌现出许多调肝气降压的方子，如逍遥散、柴胡疏肝汤与天麻钩藤饮的合方等。

肾与高血压关系密切

《黄帝内经·灵枢·海论》曰："髓海不足，则脑转耳鸣，胫酸眩冒。"表明肾虚与眩晕、血压有关。由于肝肾之间的重要联系，提示了水不滋木这一最常见的高血压病因。因此，后世提出许多从肾治高血压的方子，如杞菊地黄汤，都是出自《黄帝内经》的启示。

"上虚"是高血压的一个重要因素

"上虚则眩"是《黄帝内经·灵枢·卫气》提出的重要观点。"上虚"的范围很广，包括气虚、血虚、脾弱中虚等，致气血不能上荣，或清阳不升，浊阴不降。《黄帝内经》的这一理论为后世治疗高血压打开了广阔的思路。

TIPS

1. 偏肾阴虚见腰酸、耳鸣、手足心热者，可加二至丸（女贞子、旱莲草），此方尤适于更年期女性患者。
2. 偏肾阳虚见乏力神惫、足软者，可加巴戟天、菟丝子、胡芦巴等。
3. 老年人多肾阴阳两虚，有头晕、腰酸、耳鸣，又有畏寒、肢冷，可用金匮肾气汤（制附子、肉桂），治高血压最好用肉桂，不要用桂枝。

六 不同类型高血压辨证论治

肝阳上亢型（青年、中年）

症状：头痛，头胀，眩晕，目赤，小便赤黄，大便干燥，急躁易怒，舌红苔黄，脉弦细。

治法：平肝潜阳。

杨力验方

方用天麻钩藤饮 + 生牡蛎、代赭石。
天麻 10 克　钩藤 15 克　石决明 20 克　栀子 10 克　川牛膝 10 克
杜仲 10 克　夜交藤 10 克　茯神 10 克　黄连 5 克　甘草 6 克
生牡蛎 10 克　代赭石 10 克

杨力验方

较重者用镇肝熄风汤＋天麻、钩藤。

代赭石 15 克　天冬 10 克　麦冬 10 克　当归 10 克　生地 15 克
玄参 15 克　牛膝 15 克　生龙骨 15 克　生牡蛎 15 克　生龟板 10 克
川楝子 10 克　杭芍 10 克　生麦芽 10 克　茵陈 10 克　甘草 6 克

痰浊中阻型（老年人）

症状：头晕目眩，时吐痰涎，食少恶心，胸闷不适，形体肥胖，舌苔厚腻，脉弦滑。

治法：化痰清浊。

杨力验方

方用半夏白术天麻饮＋生龙骨加减。

半夏 10 克　白术 15 克　天麻 10 克　茯苓 10 克　橘红 10 克
白术 15 克　甘草 6 克　生龙脊 15 克　生三七粉 3 克（冲服）

阴虚阳亢型（老年人）

症状：头晕目眩，头面燥热，眼涩，视物模糊，耳鸣如蝉，口舌干燥，舌质红嫩，舌苔薄而少苔，腰膝酸软，四肢麻木，心悸失眠，脉弦细。

治法：滋阴敛阳。

杨力验方

方用杞菊地黄汤＋天麻、钩藤。

枸杞子 15 克　菊花 5 克　熟地 20 克　山萸肉 10 克　牡丹皮 10 克
茯苓 10 克　泽泻 10 克　甘草 6 克　麦冬 10 克　地骨皮 10 克
葛根 15 克

七 高血压的饮食调理

宜吃食物

玉米	玉米中的维生素 E 有缓解动脉粥样硬化、预防高血压、降低血清胆固醇的作用
芹菜	芹菜含有较多膳食纤维、钾等，有降血脂、调血糖的作用。常食芹菜可增加血管弹性，防止毛细血管破裂
西蓝花	西蓝花中维生素 C 和叶绿素的含量都很高，具有抗氧化的作用，可清除自由基，有助于调节血压
山楂	山楂含有的山楂酸、柠檬酸，能利尿、扩张血管，可起到辅助降压的作用
苹果	苹果富含钾，可与人体内过多的钠结合并使其排出体外，高血压患者常吃苹果可以促进身体排钠，有助于降血压
金枪鱼	常吃金枪鱼能有效减少血液中的"坏胆固醇"，增加"好胆固醇"，从而预防因胆固醇含量高所引起的疾病，如高血压合并血脂异常

慎吃食物

咸菜	咸菜属于高钠食品。它在腌制过程中加入了大量的食盐，蔬菜中的维生素 C、B 族维生素等营养成分被大量破坏。食用咸菜会使小动脉痉挛，血压升高
蜜饯	话梅、陈皮、橄榄之类的蜜饯，虽然酸甜可口，盐分含量却极高，在制作的过程中需要先经过长时间的盐水浸泡，取出晒干后再用糖料腌制。过多的盐分摄取会使血管中水分增加，血管壁压强增大而致血压升高，还会阻碍一种扩张血管物质（一氧化氮）的释放，会增加动脉硬化的风险
蛋糕	蛋糕富含脂肪，常吃会增加血液黏度并促使血栓形成，从而加快动脉粥样硬化

特效食谱

红薯玉米粥：预防动脉粥样硬化

〔材料〕生玉米粒 150 克，红薯
 200 克。

〔做法〕

① 红薯洗净，去皮，再次洗净后
 切大块；生玉米粒淘洗干净，
 浸泡 6 小时。

② 锅置火上，放入适量清水，加
 入玉米粒，大火煮沸后放入红
 薯块，转小火熬煮至粥成即可。

香干炒芹菜：降压健脑

〔材料〕芹 菜 250 克， 豆 腐 干
 300 克。

〔调料〕葱 末 5 克， 盐 2 克， 料
 酒 5 克。

〔做法〕

① 芹菜择洗干净，先剖细，再切

长段；豆腐干洗净，切条。

② 锅置火上，倒油烧至七成热，
 用葱末炝锅，下芹菜段煸炒，
 再放入豆腐干条、料酒、盐炒
 拌均匀即可。

清蒸三文鱼：降血压，防止血栓

〔材料〕三文鱼肉 150 克。

〔调料〕葱丝、姜丝、盐、香油
 各适量。

〔做法〕

① 三文鱼肉洗净，切段，撒少许

盐抓匀，腌渍 30 分钟。

② 取盘，放入腌好的三文鱼肉段，
 再放上葱丝、姜丝、香油，送
 入蒸锅大火蒸 7 分钟即可。

八 高血压特效推拿方

按压风池穴

〔取穴〕在颈部，当枕骨之下，胸锁乳突肌与斜方肌上端之间的凹陷处。

〔操作〕双手抱拢头部，用双手食指指腹按压两侧的风池穴约1分钟，至有酸、胀、麻、重感为度，以感到局部发热、浑身轻松为止。

〔功效〕熄风清热、通畅气血、疏通经络，缓解高血压引起的头痛功效明显。

按揉大椎穴

〔取穴〕低头时可摸到颈后突起最高的高骨，高骨的下方凹陷处，按之酸麻即是大椎穴。

〔操作〕用食指按揉颈后的大椎穴，以皮肤发热发红为度。

〔功效〕镇惊宁神、降血压。

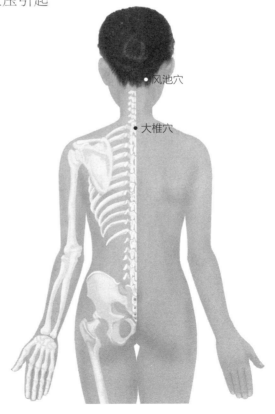

· 风池穴

· 大椎穴

按压太冲穴

〔取穴〕在足背，第1、2跖骨间，
　　　　跖骨结合部前方凹陷中。

〔操作〕用拇指或食指按压太冲穴
　　　　1分钟，以有酸、胀、痛
　　　　感为度。

〔功效〕太冲穴有平肝泻热、疏肝
　　　　养血、清利下焦的作用，
　　　　从而有助降血压。

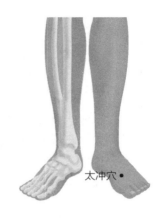

太冲穴•

九 高血压患者的日常保健

降低摄盐量

高盐饮食是高血压的一个诱因，因此严格控制盐的摄入量，对高血压的调控很有益。高血压患者每天的食盐量应控制在5克以下，病情较重、有并发症者需控制在3克以下。同时不要忽略酱油等调味料所含的盐，并适当多吃含钙、钾丰富的食物，以排出体内多余的钠。

尽量少吃"三高"食物

少吃高热量、高脂肪、高胆固醇的食物，如五花肉、动物肝脏、鱼子、香肠、炸糕、油条等。

控制好情绪

保护良好的情绪，不要暴怒、过度兴奋、忧郁。

第四章　血脂异常

一　病因及危害

　　血脂异常主要指血清中的胆固醇及甘油三酯含量增高，其中危害最大的是低密度脂蛋白及胆固醇增高，它可以破坏血管内膜，导致动脉粥样硬化，继之形成斑块，日久可致血栓形成，而致心、脑、肾、肢体的血脉壅闭。本病分为胆固醇偏高和甘油三酯偏高两大类。

　　主要病因有：

　　1.本病与家族史、肥胖史、高血压史、糖尿病病史密切相关。

　　2.饮食肥甘油腻，进食肉食过多。

　　3.甲状腺功能减退及肾病是形成血脂异常的重要因素。

　　4.代谢综合征，对脂类、碳水化合物代谢不足。

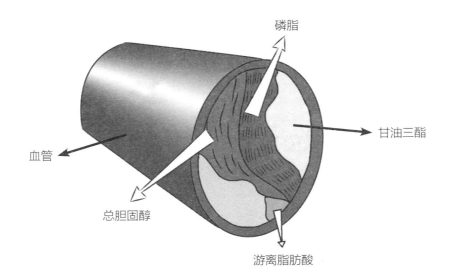

二 表现症状

1.头晕、犯困,多发生在午后未时小肠经当令时,因小肠吸收了大量血脂进入血液,导致血脂增高。

2.面部黄褐色素瘤,多发生在颜面、眼周及手足部。

3.短暂的视物模糊。

4.健忘、指麻。

三 血脂异常的诊断标准

对血脂异常的诊断要去医院进行静脉抽血。一般,血脂化验报告中有4项内容:总胆固醇(TC)、甘油三酯(TG)、低密度脂蛋白胆固醇(LDL-C)和高密度脂蛋白胆固醇(HDL-C),下面内容供参考。

总胆固醇(TC)	正常范围 < 5.2 毫摩 / 升
甘油三酯(TG)	正常范围 < 1.7 毫摩 / 升
低密度脂蛋白胆固醇(LDL-C)	正常范围 < 3.4 毫摩 / 升
高密度脂蛋白胆固醇(HDL-C)	正常范围 > 1.04 毫摩 / 升

注:数据参考《中国成人血脂异常防治指南(2016 年修订版)》。

四 血脂异常三级预防

一级预防

定期进行血脂检测

血脂异常的高危人群必须进行定期的血脂检查。胆固醇和甘油三酯超过正常值时要尽早接受治疗。

控制体重

通过计算体重指数（BMI）＝体重（千克）/［身高（米）］^{2}来判断自己体重指数是否正常（一般来说，BMI ≥ 28 即可视为肥胖），超重或肥胖者要积极减肥。

积极治疗原发病

已经患有糖尿病、甲状腺功能减退、肾病综合征、肝胆疾病的患者应积极进行治疗。

饮食宜清淡，做到粗细搭配

多吃绿叶菜、瓜果，少吃动物脂肪及胆固醇含量高的食物，晚餐宜少吃，最好不吃甜食。

优化生活方式

经常参加体育锻炼，如打太极拳、散步、慢跑等，保持良好的心态，尽量避免精神紧张、情绪过激，避免熬夜、过度劳累、抑郁等。

二级预防

二级预防是针对轻、中度血脂异常患者设定的，目的在于督促患者积极治疗，预防血脂异常并发症的发生。

主要利用饮食疗法和运动疗法来降低。如果不能使血脂降下来，必须采用口服降血脂药物使血脂恢复正常水平。此外，吸烟者必须戒烟。

三级预防

三级预防是针对已经出现了并发症的血脂异常患者提出的。当血脂异常并发动脉粥样硬化、冠心病、胰腺炎等疾病时，应积极治疗血脂异常及并发症，保证病情的稳定。

患者需在严格落实一级预防和二级预防的基础上进行三级预防，应消除不必要而且有害的忧愁、惧怕、担心及麻痹大意的心理，定期检查，按医嘱认真服药，努力避免一些诱发因素，如长期加班或出差，长期外出和精神刺激等。

五 中医对血脂异常的认识

《黄帝内经》已强调血脂异常

血脂异常是引发心脑血管病的元凶，早在 2500 年前的《黄帝内经》中就已注意到它与心脑血管病的密切关系。《黄帝内经》中并无高血脂的名称，但提出"膏人""肥人""膏脂"等，高度重视"肥""脂"对健康的危害。

高度强调膏脂与糖尿病、脑卒中等密切相关

《黄帝内经》较早提出甘肥膏脂与中风、糖尿病、胸闷等心脑血管病密切相关。如《黄帝内经·素问·通评虚实论》载："凡治消瘅，仆击，偏枯，痿厥，气满发逆，甘肥贵人，则高粱之疾也。"

注意到了痰脂与胸痛、冠心病的关系

《黄帝内经》首先提出"心痹者，脉不通"。认为脉道不通的原因是饮食浊痰淫脉，如《黄帝内经·灵枢·经脉别论》说："食气入胃，浊气归心，淫精于脉。"

提出膏脂与糖尿病并发症的密切关系

《黄帝内经》提出"膏粱之变，足生大疔"，这说明《黄帝内经》很早就注意到饮食膏粱肥甘与糖尿病并发下肢溃疡的关系。

《黄帝内经》注意到眩晕与痰脂的关系

《黄帝内经》指出"诸风掉眩，皆属于肝"，这里的风主要是指五运六气的风气太过，但也包括与肝和肥甘密切相关的风痰。

六 不同治法治疗血脂异常解析

化瘀降脂法

本法主要用于舌暗、舌偏紫、脉偏涩的人，可以有效地降血脂以稀释血液，防止血管血栓形成。

代表食物：山楂、红心桃子、草莓、西瓜、番茄。

代表药物：红花、桃仁、水蛭、生三七、丹参、当归。

对药：①水蛭、生三七各 3 克（冲服，早晚 2 次），可有效化瘀，防血管瘀栓形成；②桃仁、红花粉各 10 克（煎服），是化瘀的有效对药；③丹参、三七各 5 克，有已合成为片剂方便使用的丹七片；④丹参、当归各 15 克，一为血中气药，一为气中血药，是活血化瘀的又一对药，二者合用化瘀效果很好。

代表方剂：血府逐瘀汤。这是著名的活血化瘀方子，对保护血管效果好。可预防心肌梗死、脑梗死，现在有血府逐瘀胶囊，使用很方便。

化痰降脂法

本法主要用于体肥、痰多、苔腻、脉滑的人。

代表食物：萝卜，尤其是红心萝卜。

代表药物：半夏、胆南星、天竺黄、竹沥、竹茹、陈皮。

对药：①半夏、胆南星各 10 克，是有效的化痰降脂药；②天竺黄 5 克，竹沥 30 克，是化痰很有效的对药，适用于血脂高、热重的患者；③竹茹、陈皮各 10 克，也是化痰降浊较好的药，可配于任何方子中。

代表方剂：二陈汤。药物组成为茯苓、法半夏、陈皮各 10 克，甘草 6 克。这是最普通，也是用得很早、很平和的化痰方，可以配入任何化痰方中增强疗效。

化脂法

本法主要用于湿热体质及血压偏高的人。

代表食物：木瓜、猕猴桃、酸梅汤、桑葚。

代表药物：山楂、泽泻、首乌、荷叶、茵陈、槐花。这些药物能直接抑制血脂的合成，是当前最常用的降脂药，可配合于降血压方合用。

对药：①山楂、泽泻各 15 克；②首乌、荷叶各 10 克；③茵陈、竹茹各 10 克或槐花、竹茹各 10 克。上述 3 对药也可各用 5 克，泡水代茶饮。

代表方剂：山荷饮。药物组成为山楂 10 克，荷叶 5 ~ 10 克。代茶饮。可降脂降血压。

泻脂法

本法主要用于便秘者，能促进肠蠕动，减少血脂吸收。

代表食物：白萝卜、白菜、香蕉。

代表药物：大黄、决明子、莱菔子、肉苁蓉。

对药：①山楂、决明子各 10 克，适用于便秘轻者；②生大黄 3 ~ 5 克泡水，可治便秘、降血脂，适用于便秘重者。

健脾降脂法

本法适于脾虚不能正常运化，致血脂失调者以及有家族病史或有代谢综合征病史者。

代表食物：山药、灵芝。

代表药物：白术、山药、灵芝、薏苡仁、扁豆、人参。

对药：泽泻、白术各 10 克。

代表方剂：四君子汤加薏苡仁、荷叶。药物组成为人参 6 克，白术 10 克，茯苓 10 克，陈皮 10 克，薏苡仁 15 克，荷叶 10 克。

利湿化浊降脂法

本法适于脾虚不适、水湿内停、腹大体虚者。

代表食物：绿茶、冬瓜、薏苡仁。

代表药物：茯苓、泽泻、白术、薏苡仁、茵陈、竹叶。

对药：①茯苓 10 克、白术 9 克，是健脾利湿化浊的有效对药；②山药 15 克、泽泻 10 克，是健脾利湿的有效对药；③薏苡仁 15 克、茵陈 10 克，是利湿消脂的有效对药。

代表方剂：六君子汤。药物组成为党参 9 克、茯苓 9 克、白术 9 克、半夏 4 克、陈皮 3 克、甘草 6 克。

七 血脂异常的饮食调理

宜吃食物

小米	小米中含有丰富的 B 族维生素，能够帮助分解和转化脂肪
燕麦	燕麦中含有丰富的亚油酸，有助于降低血清胆固醇、甘油三酯的浓度
冬瓜	冬瓜中富含的丙醇二酸、葫芦巴碱能有效控制体内的糖类转化为脂肪，所含的膳食纤维可促进肠道蠕动，降低体内胆固醇含量，有助于降血脂，防治动脉硬化
木耳	木耳所含的丰富膳食纤维能加速脂肪的排泄，从而防止血脂异常并发肥胖症的发生
香蕉	香蕉富含的果胶有助于降低血液中胆固醇的浓度，因此可有效降低血脂，防治心脑血管疾病
鲫鱼	鲫鱼健脾胃、祛湿气、利水消肿，可有效预防血脂异常

慎吃食物

肥肉、猪油	肥肉、猪油中含有大量的脂肪，当人体摄入这些脂肪后，易造成脂质代谢紊乱，其中的一些脂质则在血液中沉淀，加重血管的负担，血脂异常患者食用过多易导致动脉粥样硬化，还可引发糖尿病、高血压、冠心病等心脑血管并发症
酒	大量的酒精物质摄入会导致动脉粥样硬化，加重血管负担

续表

动物内脏	动物内脏含有很高的胆固醇，食用过多会导致动脉粥样硬化，引发心脑血管并发症
隐藏油	饼干、蛋糕、西点等，又如干煸菜、过油菜等

特效食谱

小米粥：防止血栓形成

〔材料〕小米 100 克。

〔做法〕

① 小米淘洗干净。

② 锅置火上，倒入适量清水烧开，放入小米大火煮沸，再转小火，不停搅拌，煮至小米开花即可。

蘑菇冬瓜汤：促进肠道蠕动，降低胆固醇

〔材料〕冬瓜 200 克，鲜蘑菇 50 克。

〔调料〕葱花、姜片、盐各 5 克，香油 3 克。

〔做法〕

① 将冬瓜洗净去皮、去瓤，切成薄片备用；将鲜蘑菇洗净去蒂后切片备用。

② 在煮锅中放入适量清水，大火煮沸后，放入冬瓜片及葱花、姜片，继续煮沸后，放入蘑菇片。

③ 待蘑菇煮熟，香味四溢之时，放入盐、香油调味即可。

木耳清蒸鲫鱼：利水消肿，防血脂异常

〔材料〕干木耳 25 克，干香菇 10 克，净鲫鱼 250 克。

〔调料〕葱段、姜片、料酒、白糖、盐各适量。

〔做法〕

① 干木耳泡发，洗净，撕成小朵；

干香菇泡发，洗净，去蒂后切片。

② 将鲫鱼放入碗中，加入姜片、葱段、料酒、白糖、盐，然后覆盖处理好的木耳、香菇片，上笼蒸半小时即可。

八 血脂异常特效推拿方

按压脾俞穴

〔取穴〕在下背部，第11胸椎棘突下，后正中线旁开1.5寸。

〔操作〕用拇指指腹按压脾俞穴1～3分钟，以有酸胀感为度。

〔功效〕有利湿升清的作用，可降低血液中的胆固醇含量。

点按涌泉穴

〔取穴〕脚趾屈，在前脚掌中心凹陷处。

〔操作〕用右手拇指点按左脚的涌泉穴1～2分钟，然后换右脚。再用双手掌自然轻缓拍打涌泉穴。

〔功效〕有助于促进血液流通，排出代谢废物，还有补肾固元、强壮筋骨的效果。

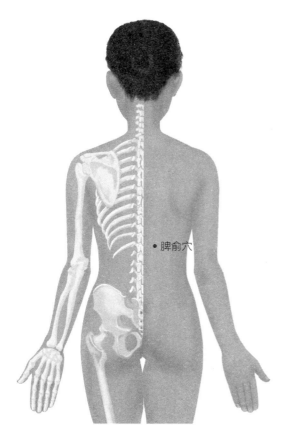

•脾俞穴

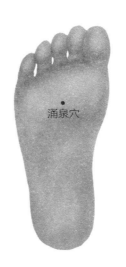

涌泉穴

按揉丰隆穴

〔取穴〕外膝眼和外踝尖连线的中点，外踝尖上 8 寸，即是丰隆穴。

〔操作〕用拇指或食指指腹稍用力按揉丰隆穴 1 ~ 3 分钟，以有酸胀感为度。

〔功效〕有活血通络的作用，对血脂有良好的调节作用。

按压足三里穴

〔取穴〕在小腿前外侧，外膝眼下 3 寸，距胫骨前缘 1 横指（中指）处。

〔操作〕用拇指指腹用力按压足三里穴 3 分钟，力度稍重。

〔功效〕按压足三里有保健防病的作用，可有效调节血脂。

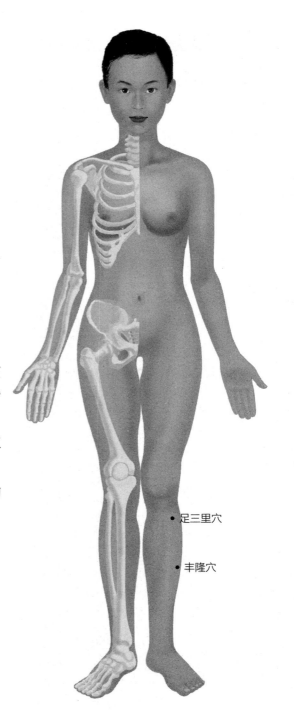

• 足三里穴

• 丰隆穴

九 血脂异常患者的日常保健

饭前快步走，不为血脂发愁

运动后身体进入恢复阶段，身体就会从血液中摄取脂肪来补充脂肪存储库，从而达到降血脂的目的。而在每次进餐前，上一顿的食物基本上都消耗掉了，此时进行快步走所消耗的能量，大部分来自血液中的脂肪。如果运动量大，身体还需要动用体力原来储存的脂肪，为运动提供足够的能量。因此，餐前短时间快步走对降血脂的作用既直接又快速。

常洗温水澡，帮助调节血管中脂类代谢

持续的压力会让人感到紧张，导致血管收缩，血压明显上升。还会使血液黏度增加，血液中的废物慢慢聚集。如果放任不管，后果很严重。

当结束一天的工作回到家，最能帮助消除压力的方法就是泡温水澡。它能让处于紧张的交感神经镇静下来，血压也会自然下降，还能促进末梢血管舒张，全身的血液循环也会变得畅通。

良好排便，血液循环更流畅

研究发现，便秘与血脂异常"相伴而行"。吃得多又不正常排泄，即"出入不平衡"，是慢性病的诱因之一。营养过剩会转化为毒素，随之，肥胖、高血压、血脂异常等问题就产生了。养成良好的排便习惯，对预防血脂异常很重要。

饮食不过精细，不挑食，多吃高膳食纤维、高蛋白、低脂肪的食物，多喝水，每天至少 1500 毫升水。小米粥、玉米粥、红薯粥等对便秘有一定的治疗效果。

第五章　糖尿病

一　病因及危害

糖尿病作为一种慢性病，发病率逐年增高，是心脑血管病的独立危险因素，严重威胁着人们的生命安全。糖尿病是在遗传和环境因素共同作用下，由于胰岛素缺乏或胰岛素抵抗而引起的人体碳水化合物、蛋白质及脂质代谢紊乱的一种慢性、终身性疾病。

长期血糖控制不良对血管的危害

大血管受到损害：引起冠心病和脑血管病。

动脉粥样硬化：主要侵犯主动脉、冠状动脉、脑动脉、肾动脉和肢体动脉等，引起冠心病、缺血性或出血性脑血管病、肾动脉硬化、肢体动脉硬化等。

微血管病变：可累及全身各组织器官，主要表现在视网膜、肾、神经和心肌组织，其中以糖尿病并发肾病的视网膜病变尤为严重。

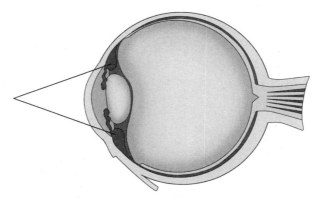

由于糖尿病患者血液成分的改变，引起血管内皮细胞功能异常，使视网膜受损

视网膜病变示意图

测一测，你与糖尿病的距离有多远

情况表现	评分	
	是	不是
嗓子发干，饮水多而口干，小便增多	1分	0分
身体肥胖，餐后3～4小时即感到饥饿、心慌、手抖、乏力	2分	0分
皮肤患疖肿、化脓性感染持久不愈，局部药物治疗效果不佳	1分	0分
全身皮肤发痒，尤其是女性阴部瘙痒难忍	1分	0分
原有的肺结核病情突然恶化，用药效果不明显	1分	0分
肩部、手足麻木，下肢脉管炎，足部溃疡、感染和组织坏死	1分	0分
年纪尚轻已有白内障，视力迅速减退	1分	0分
尿中有蛋白，身体水肿，甚至出现尿毒症	1分	0分
父母或兄弟姐妹中有糖尿病患者	1分	0分
常有饥饿感	1分	0分
易疲倦	1分	0分

评分：

≥10分：患糖尿病的可能性极大，应马上到医院进行检查。

7～9分：可能属于轻度糖尿病，应到医院进行检查，并注意节制饮食，改善生活方式。

≤6分：存在患糖尿病的可能性，但可能性不大，要注意平衡饮食，调整生活方式，定期到医院进行体检。

三 表现症状

糖尿病可分为 1 型、2 型、妊娠期、继发性 4 大类。糖尿病的典型症状是"三多一少"，即多尿、多饮、多食、体重下降。除以上症状外，糖尿病患者还会感到乏力、眼睛容易疲劳、视力下降等。

四 糖尿病的诊断标准

糖尿病的重要诊断依据——血糖水平，即血液中的葡萄糖水平，体内各组织细胞活动所需的热量大部分来自血糖，所以血糖必须保持一定的水平才能维持各器官组织的正常功能。

GI 值（生糖指数）类别	低	中	高
GI 值（生糖指数）范围	≤55	56 ~ 69	≥70

GL 值（生糖负荷）类别	低	中	高
GL 值（生糖负荷）范围	<10	11 ~ 19	>20

食物	荞麦	馒头	面条	米饭	牛奶	绿豆	土豆
GI（生糖指数）	54	88	46	83	28	27	62
GL（生糖负荷）	39	41	28	22	1	17	11

五 中医对糖尿病的认识

《黄帝内经》把糖尿病命名为"消渴"

《黄帝内经》把糖尿病命名为"消渴",如"肥者令人内热,甘者令人中满,故其气上溢,转为消渴"(《黄帝内经·素问·奇病论》);"消瘅":如"热则消肌肤,故为消瘅"(《黄帝内经·灵枢·五变》);"肺消":如"肺消者,饮一溲二"(《黄帝内经·素问·气厥论》)。

首先提出糖尿病对血管的损坏

《黄帝内经》首先提出糖尿病对血管的损坏,认为糖尿病能导致血管变硬变小,终致无治,如"消瘅……脉悬小坚,病久不可治"(《黄帝内经·素问·通评虚实论》)。

指出消渴的病机是饮食因素

《黄帝内经》指出,肥甘美味是消渴的主要病因,如:"此人必数食甘美而多肥也。肥者令人内热,甘者令人中满,故其气上溢,转为消渴"(《黄帝内经·素问·奇病论》)。说明糖尿病的原因不仅与吃甜食有关,更与过食高热量食物、肥胖密切相关。

很早就对糖尿病进行分类

《黄帝内经》很早就把糖尿病分为上消、中消及下消,如上消:"心移热于肺,传为膈消"(《黄帝内经·素问·气厥论》);中消:"胃中热则消谷,令人悬心善饥,脐以上皮热"(《黄帝内经·灵枢·师传》);下消:"肾病则善病消瘅"(《黄帝内经·灵枢·本脏》)。

六 不同类型糖尿病的辨证论治

上消：宜清肺热

《黄帝内经》有"肺消者，饮一溲二"（《黄帝内经·素问·气厥论》），及"肥者令人内热，甘者令人中满，故其气上溢，转为消渴"（《黄帝内经·素问·奇病论》），指出内热气上溢与消渴病机的关系。《黄帝内经·素问·气厥论》也说"心移热于肺，传为膈消"，从而为上消治疗（清心肺热）奠定了依据。

症状：心烦，口渴，饮一溲二，舌尖红，苔薄黄，脉数。

病机：心肺燥热，心移热于肺。

杨力验方

方用二黄汤合人参白虎汤加减。

黄连 5 克　黄芩 10 克　西洋参 10 克（另煎冲服）　生石膏 30 克

知母 10 克　麦冬 10 克　大米 30 克　甘草 6 克

气不虚者，西洋参易沙参 15 克；口渴甚，酌加葛根、天花粉，心烦尿少加竹叶。

中消：宜泻胃火

《黄帝内经》强调中消的主要病机是胃结热有实火，如"二阳结（胃及大肠），谓之消"（《黄帝内经·素问·阴阳别论》），"大肠移热于胃，善食而瘦"（《黄帝内经·素问·气厥论》），"胃中热则消谷。令人悬心善饥"（《黄帝内经·灵枢·师传》）。

症状：消谷善饥，大便秘结，苔黄燥，脉实有力。

病机：肠胃热积。

方用调胃承气汤合玉液汤加减。

大黄 6 ~ 10 克　芒硝 6 ~ 10 克　甘草 6 克　葛根 15 克

天花粉 10 克　知母 10 克

气虚者加黄芪 15 ~ 30 克；心烦热重加黄连 10 克。

下消：宜从肾治

《黄帝内经》说"肾脆则善病消瘅"。久病及肾，消渴病也不例外，下消多发展为肾阴虚，肝肾阴虚及肾精不足，甚至肾阴阳两虚。肾为五脏之根、先天之本，所以糖尿病患者晚期不光是肾虚，而且往往累及五脏，正如《黄帝内经》所说，"五脏皆柔弱者，善病消瘅"（《黄帝内经·灵枢·五变》），治疗又当兼顾五脏。

症状：夜尿多，腰酸乏力，舌红少苔，脉细数。

病机：肾阴虚，肾精不足，肾虚不摄。

方用杞菊地黄汤合玉液汤加减。

枸杞子 20 克　菊花 5 克　生、熟地各 10 克　山萸肉 10 克

茯苓 10 克　泽泻 10 克　山药 20 克　葛根 15 克　生黄芪 15 克

太子参 15 克　石斛 10 克　天花粉 10 克

瘀者，脉沉涩、面暗、舌质有齿痕，加丹参 15 克；夹痰者，体肥、脉滑、苔腻，去人参、黄芪，加半夏 5 克、白术 10 克、天麻 10 克；阴阳俱虚者，畏寒肢冷、神惫乏力，用金匮肾气汤加味；肾精亏虚者，尿如胎膏，加桑螵蛸、覆盆子，重用山萸肉；兼气虚者，重用人参、黄芪。

七 糖尿病的饮食调理

宜吃食物

荞麦	荞麦中的铬能增强胰岛素的活性；其中含有的芦丁能促进胰岛素分泌，调节胰岛素活性，具有平稳血糖的作用
大豆	大豆中的大豆异黄酮具有平稳血糖、改善糖耐量的作用
山药	山药含有黏液蛋白，有调控血糖的功效，是糖尿病患者的食疗佳品。但山药淀粉含量高，一次不宜食入太多
洋葱	洋葱所含有的二硫化合物可刺激胰岛素的合成及分泌，具有调控血糖的功效。洋葱还含有类似降糖药的槲皮素，能够帮助维持正常的糖代谢
牛肉	牛肉中的锌元素会提高胰岛素原转化为胰岛素的能力，提高肌肉和脂肪细胞对葡萄糖的利用，有助调节血糖浓度
鳝鱼	鳝鱼中含有鳝鱼素，具有双向调节血糖的生理作用，可辅助调理糖尿病

慎吃食物

油条	油条表面裹着大量油脂，不易被消化，肠胃功能较差的糖尿病患者慎食
猪肝	猪肝中胆固醇含量较高，不利于糖尿病患者控制血脂
啤酒	啤酒含有大量的麦芽糖，如果过量饮用，会使血糖升高。此外，啤酒的热量较高，会影响饮食中的热量控制

特效食谱

枸杞子豆浆：平稳血糖，改善糖耐量

〔材料〕大豆 40 克，枸杞子 10 克。

〔做法〕

① 大豆提前浸泡 8 小时；枸杞子洗净。

② 将浸泡好的大豆、枸杞子放进豆浆机，加入适量水，按下"湿豆"键，待煮熟后即可饮用。

山药炖乌鸡：控制餐后血糖

〔材料〕山药 100 克，乌鸡肉 200 克。

〔调料〕葱段、姜片各适量，盐 3克，香油 4 克。

〔做法〕

① 乌鸡洗净，切成块；山药去皮，洗净，切厚片。

② 砂锅置火上，放入乌鸡块、山药片、姜片、葱段和适量温水，大火烧沸，转小火炖 2 小时，加入盐、香油即可。

洋葱炒牛肉：预防心血管并发症

〔材料〕牛肉 250 克，洋葱 200 克。

〔调料〕酱油、料酒各 10 克，盐2 克。

〔做法〕

① 将牛肉洗净，逆纹切片，用少许盐、酱油、料酒腌 10 分钟，放入水中焯一下；洋葱洗净，切成丝。

② 锅置火上，倒入植物油，放入洋葱丝翻炒片刻，倒入焯好的牛肉片，继续翻炒，加盐炒匀即可。

八 糖尿病的特效推拿方

按压脾俞穴

〔取穴〕在下背部，第 11 胸椎棘突下，后正中线旁开 1.5 寸。

〔操作〕用拇指指腹按压脾俞穴 1 ~ 3 分钟，以有酸胀感为度。

〔功效〕具有提高脾脏功能的作用，可促进胰岛素分泌，调控血糖。

按压胰俞穴

〔取穴〕在下背部，第 8 胸椎棘突下，后正中线旁开 1.5 寸。

〔操作〕用拇指指端按压或揉压胰俞穴 3 ~ 5 分钟。

〔功效〕有调节胰腺的功能，对糖尿病引起的尿频、尿量多、口干舌燥有一定的缓解作用。

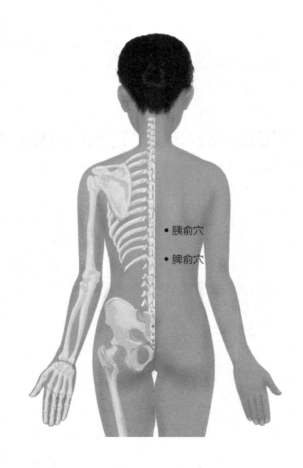

• 胰俞穴

• 脾俞穴

掐按三阴交穴

〔取穴〕在小腿内侧，内踝尖上 3
寸，胫骨内侧后缘。

〔操作〕拇指弯曲，用指尖掐按三
阴交穴 20 次，两侧可同
时进行。

〔功效〕按摩三阴交可增加胰岛素
的分泌，并调节中枢系统，
有助于缓解糖尿病症状。

点压地机穴

〔取穴〕小腿内侧，从膝关节往下
摸，至胫骨内侧髁下方凹
陷处，往下量 3 寸即是地
机穴。

〔操作〕用食指垂直向下点压地机
穴 1 分钟，力度稍轻。

〔功效〕经常刺激地机穴，可滋阴
补血、缓解消渴症状。

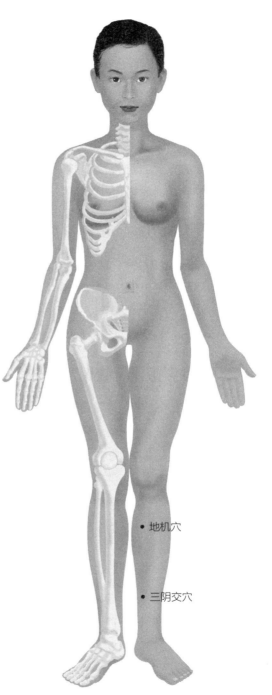

• 地机穴

• 三阴交穴

第三篇　预防心脑血管病，首先要控「三高」一

九 糖尿病患者的日常保健

增加富含膳食纤维的蔬菜，控制全天总热量

患糖尿病以后，必须严格控制每日摄入总热量，以维持理想体重或标准体重。可增加摄入富含膳食纤维的蔬菜，如芥蓝、苋菜、芹菜、菠菜、白菜等，因为膳食纤维进入人体后吸水膨胀，能延缓食物中葡萄糖的吸收，避免餐后血糖升高过快，还能增强饱腹感，减少热量摄入，有助于糖尿病患者控制体重。

水果可以吃，每日不多于 150 克

水果含有大量的维生素、膳食纤维和矿物质，这些对糖尿病患者是有利的，所以在血糖控制较好的前提下可适当吃水果，但要选糖分低的水果，比如木瓜、柚子、梨等，而且要控制摄入量。血糖控制稳定的糖尿病患者每天可以吃 100 ~ 150 克水果，最好在两餐之间作为加餐吃。

甜食要限制，警惕"无糖食品"

避免食用糖果、含糖饮料、蛋糕等甜食大家都知道，因为这些食物中含有单糖，进入人体后会很快被吸收，导致血糖骤升。但是有些号称"无糖"的食品用淀粉糖浆、麦芽糖浆之类作为甜味来源，而它们升高血糖的速度可能比蔗糖更快。例如，"无糖月饼"虽然不含蔗糖，但其主要成分是淀粉和脂类，热量非常高，进食后血糖上升明显，切不可看到"无糖"就当成放心食品来食用。

散散步、做做操，轻松控血糖

1. 慢速步行。早晨起来，先每分钟走 90 ~ 100 步，再加速至 110 ~ 115 步 / 分钟。有时可走跑交替，走半分钟，跑半分钟，持续半小时。

2. 做操。找个空气清新的地方，先做伸展双臂和扩胸运动，接着压腿、踢腿，最后做下蹲和站起动作。

散步和做操可改善糖代谢，控血糖，增强体质。

第 四 篇

高发心脑血管疾病的中医治疗

4

导读

中医治疗心脑血管病的优势

中医治疗心脑血管病有独到的优势，中医的传统古籍《黄帝内经》中的运气治疗学和心脑血管病治疗学让人惊叹。自古以来中国人的不良饮食习惯导致了心脑血管病的高发，甲骨文就是见证。商周时期，商纣王的"肉林酒池"、周公颁发的"禁酒令"都是中国人爱吃酒肉的记录。

中国"北咸南甜"的饮食模式更是心脑血管病高发的一个重要因素。2500 年前的《黄帝内经》有如此高水平的心脑血管病阐述，并非没有缘由。

《黄帝内经》的心脑血管病论述启发张仲景创造了治疗冠心病著名的瓜蒌薤白系列，也启发王清任创造了治疗心肌梗死、脑梗死的著名的血府逐瘀系列，更给后代诸多医家带来了启示。

《黄帝内经》中有全面的心脏病论述。其中，对各种心血管病、脑血管病都有全面阐述，包括冠心病、心绞痛、心肌梗死、心力衰竭。虽然《黄帝内经》并未明确提出各种心脑血管病的名称，但所提出的心痛、心痹、五种厥心痛、心悸、怔忡、脑晕、头晕、头痛、痰饮、喘咳、水肿等症状，几乎涵盖了当今各种心脑血管病，不但提出了典型症状，还提出了病机及各种心脑血管病的治疗方案。

本章结合《黄帝内经》的启示，详细论述中医治疗心脑血管病的优势。

第一章　冠心病

一　病因及危害

　　冠状动脉粥样硬化性心脏病简称冠心病。由于脂质代谢不正常，血液中的脂质沉着在原本光滑的动脉内膜上，从而在动脉内膜上出现了一些类似粥样的脂类物质堆积在一起，时间久了便形成许多白色斑块，称为动脉粥样硬化病变。

　　动脉粥样硬化是引发心血管疾病的罪魁祸首。粥样硬化斑块有容易破裂的和不容易破裂的，前者叫作不稳定性斑块，后者叫作稳定性斑块。不稳定性斑块特别容易破裂而激活血小板，形成血栓，斑块加血栓加重了冠

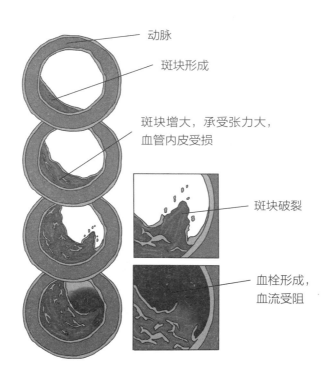

动脉

斑块形成

斑块增大，承受张力大，
血管内皮受损

斑块破裂

血栓形成，
血流受阻

状动脉狭窄，甚至使其完全闭塞。所以，斑块是否稳定，是心肌梗死发病的决定性因素。

如果是稳定性斑块，则不易形成血栓，发生急性心肌梗死和猝死的危险性较小。不稳定性斑块则更易引起紧急、严重的急性心肌梗死或心脏病猝死，有不稳定性斑块的患者更易发生紧急发作的冠心病。而且大部分情况下，斑块破裂前没有任何征兆，患者发病前也没有任何感觉。戒烟和坚持服用他汀类降胆固醇药物，可使不稳定斑块转变为稳定斑块，并使斑块变小。

二 表现症状

《黄帝内经》首先提出了心绞痛的典型症状。"心病者，胸中痛，胁支满，胁下痛，膺背肩胛间痛，两臂内痛。"《黄帝内经·素问·脏气法时论》这一症状的描述奠定了后世对心绞痛典型症状的认识。

第一，疼痛部位与心经循行路线一致。这一症状很典型，它包含了心绞痛的一般规律。胸膺痛、胁下痛及两臂内痛的症状符合手少阴心经的走向。

第二，疼痛部位为心前区。

冠心病的高发为左前降支。胸痛、膺背痛是冠心病左前降支阻塞的信号，冠状血管分为左右两支，左支分为前降支（主要供血左心室）及左旋支（主要供血左心房），右支主要供血右心房及右心室。

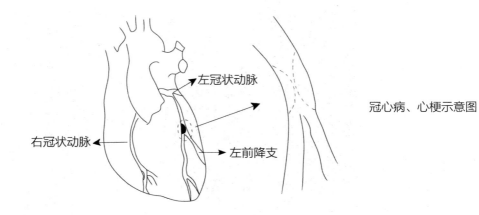

右冠状动脉◄

左冠状动脉

左前降支

冠心病、心梗示意图

要特别当心无症状型冠心病

无症状型冠心病是没有临床症状，但客观检查有心肌缺血表现的冠心病。患者往往因无症状而被忽略，其冠状动脉病变常常并不比有症状的显性患者轻。一旦症状突然出现，常造成严重后果，因此，对无症状型冠心病一定不能麻痹大意。

三 哪些人容易患冠心病

高血压、血脂异常或糖尿病患者

男性糖尿病患者患心血管疾病的概率是无糖尿病男性的 2 倍；女性糖尿病患者患心血管疾病的概率则是无糖尿病女性的 5 倍。高血压患者患心血管疾病的概率是血压正常者的 4 倍。

血清胆固醇，特别是坏胆固醇（低密度脂蛋白胆固醇）水平越高，患心血管疾病的概率越大。

有冠心病家族遗传史的人

指直系亲属中的男性 55 岁前或女性 65 岁前患有或死于冠心病。虽然此类人群具有较高的发病倾向，但不一定都会发病。

肥胖人群和缺乏运动人群

超过标准体重 20% 的人，患心血管疾病的概率是标准体重人的 3 倍。缺少运动心脏不强壮者心脏病发作的概率比健康人群高出 2 倍。

长期饮食不均衡的人

口味重，喜欢吃甜、过咸或油腻食物的人群更易患冠心病。

吸烟人群

吸烟者患心血管疾病的概率是不吸烟者的 2 倍，且与每日的吸烟支数成正比。

过量饮酒人群

大量饮酒会增加心脏和肝脏的负担。酒精能直接损害心肌，导致心肌能量代谢障碍。过量的酒精会抑制脂蛋白脂肪酶，使甘油三酯水平上升，进而促进动脉粥样硬化形成，诱发冠心病。

四 中医对冠心病的认识

《黄帝内经》首先提出心脉为"血府"

"夫脉者，血之府也……涩则心痛"（《黄帝内经·素问·脉要精微论》）。这对王清任创立伟大的血府逐瘀汤产生了深刻的影响，使血府逐瘀汤成为治疗冠心病、心肌梗死的主方。

血府逐瘀汤：桃仁 12 克，红花 10 克，当归 10 克，生地 10 克，川芎 6 克，赤芍 10 克，牛膝 10 克，桔梗 10 克，柴胡 6 克，枳壳 10 克，甘草 6 克。

治法：活血祛瘀，行气止痛。

主症：胸闷，痛如针刺而有定处，舌质暗红，舌边有瘀斑，或有两目暗黑，唇暗，脉涩。

主治：心绞痛，心肌梗死。

指出了心痛的病机

《黄帝内经》较早指出心绞痛的病机是"脉不通"。如"心痹者，脉不通。"说明脉道不利是冠心病引发心绞痛的主要原因，"不通则痛"。

《黄帝内经》认为导致血脉不通的主要原因是痰浊壅阻，由嗜食肥甘厚味产生过多的痰浊浸淫脉道所致，从而提出告诫。如"食气入胃，浊气归心，淫精于脉。"（《黄帝内经·灵枢·经脉别论》）这一观点与导致当代人冠心病高发的原因是肥胖、血脂异常的观点很接近。此病中年人为多见，他们大多体胖肚肥、血脂高，所以其冠心病多为痰湿型。

临床表现：体形肥胖，肚大，满面油光，胸闷、胸痛且以胸闷为主，舌腻，脉滑。血脂高，尤其甘油三酯高，或有脂肪肝。

胸痛特点：以胸闷为主。

检查：心电图正常，年龄在 40～50。冠脉血管中一支或多支阻塞 50% 以上。

辨证：痰浊壅阻。

治法：化痰通络。

杨力验方

方用半夏白术天麻汤合瓜蒌薤白汤加味。

半夏 10 克　白术 10 克　天麻 10 克　陈皮 10 克　茯苓 10 克

瓜蒌 10 克　薤白 10 克　丹参 15 克　红花 10 克

血糖高、血脂高者，加泽泻汤（泽泻 10 克，白术 10 克）；血压高者，加钩藤、生牡蛎、石决明；脾虚见舌苔腻、腹胀、便时稀者，加苍术、白术、薏苡仁健脾运湿。

调理冠心病的"罪魁祸首"：血脂高

（1）可选择抑制胆固醇合成的中药：泽泻、首乌。

（2）减少脂质吸收的中药：决明子、大黄。

（3）降血脂中药：山楂、红花、荷叶、竹叶、丹参。

（4）调节血脂、促进血脂排出的中药：茵陈、竹茹、荷叶、槐花、竹叶。

（5）降血脂饮食：绿茶、绿豆、洋葱、大蒜、蘑菇、大豆、海带、蜂胶。

（6）降血脂中成药：防风通圣散。

（7）饮水降血稠法：第一杯水，天亮起床后（卯时）饮；第二杯水，中午起床后（未时）饮；第三杯水，晚饭前半小时（酉时）饮；第四杯水，睡前 1 小时（戌时）饮。

（8）降血脂代茶饮：决明子 5 克，山楂 5 克，何首乌 5 克，泽泻 5 克，荷叶 5 克，竹茹 5 克。以上药物任选 2～3 种泡水饮，交替服用。

五 不同类型冠心病的辨证论治

痰浊型冠心病——瓜蒌薤白系列

痰浊型冠心病因多食肥甘厚味，引起痰浊内停，脾虚痰生，影响心脏。

症状：胸闷、气短、喘促。多体形肥胖、肢体沉重、痰多口黏，阴雨天易加重，泛恶欲呕、舌淡苔腻、脉滑。

治法：宣痹通阳，祛湿化痰。

主方：瓜蒌薤白汤。

瓜蒌薤白半夏汤：瓜蒌 15 克，薤白 10 克，半夏 10 克，白酒适量。

瓜蒌薤白桂枝汤：瓜蒌 15 克，薤白 10 克，桂枝 10 克，枳实 10 克，厚朴 10 克。

瓜蒌薤白白酒汤：瓜蒌 15 克，薤白 10 克，白酒适量。

上述 3 个方子都有宽胸、理气、化痰的作用，是治冠心病的良方，但往往与导痰汤或涤痰汤、温胆汤加减合用。

导痰汤：二陈汤（茯苓、法半夏、陈皮、甘草）+ 胆南星、枳实、姜、枣。

涤痰汤：半夏、胆星、枳实、茯苓、人参、菖蒲、竹茹、甘草、生姜、红枣。

温胆汤：二陈汤 + 枳实、竹茹。

杨力验方

瓜蒌 15 克　薤白 10 克　法半夏 10 克　竹茹 10 克　泽泻 10 克
丹参 15 克　山楂 10 克　何首乌 20 克　荷叶 10 克　甘草 6 克
生三七粉 3 克（冲服）
便秘者，加决明子 10 克。

瘀血型冠心病——血府逐瘀系列

1. 瘀血型冠心病多为痰浊型的进一步发展，年龄多在 50 岁以上。

症状：闷痛加刺痛，痛有定处，舌边可有瘀斑，脉略涩。

治法：活血化瘀。

主方：血府逐瘀汤。

桃仁 12 克，红花 10 克，当归 10 克，生地 10 克，川芎 6 克，赤芍 10 克，牛膝 10 克，桔梗 10 克，柴胡 6 克，枳壳 10 克，甘草 6 克。

2. 临证为痰瘀交阻表现。

症状：体胖，苔腻痰多，口黏，胸常刺痛。

治法：化痰除湿。

主方：瓜蒌薤白半夏汤、导痰汤、血府逐瘀汤。

杨力验方

瓜蒌 15 克　薤白 10 克　半夏 10 克　胆南星 10 克　当归 10 克
川芎 10 克　丹参 15 克　红花 6 克　泽泻 10 克　竹茹 10 克　甘草 6 克
刺痛明显者，加生三七粉 3 克（冲服）。

由寒邪引发的冠心病

"脉不通"导致心痹的一个重要原因是受寒，冬天或寒冷地区或体虚偏寒者最为常见。

症状：胸痛憋气，受寒加重，得热则减，身寒肢冷，脉沉紧。

治法：温通心脉。

主方：瓜蒌薤白桂枝汤或瓜蒌薤白白酒汤。

杨力验方

瓜蒌 15 克　薤白 10 克　桂枝 10 克　细辛 3 克　当归 10 克　甘草 6 克

由情志因素引发的冠心病

情志因素也可引发冠心病。七情气郁、气滞、悲伤、恼怒对冠心病都有影响。

现在压力、紧张、忧虑引发冠心病、心肌梗死的情况很多。许多急性心肌梗死并非冠脉全部梗阻，而是因为生气或抑郁导致冠状血管痉挛，在这种情况下急用冠心苏合丸或麝香救心丸急救很重要。汤药可用丹檀饮（丹参 15 克，檀香 5 克）加扩冠类药，如川芎、红花。必要时可用全蝎、地龙解痉。

症状：心情郁闷，胸痛、胁肋不舒、心悸、舌质偏暗、面色偏晦、脉沉弦。

治法：疏肝解郁。

主方：柴胡疏肝汤合血府逐瘀汤加减。

杨力验方

柴胡 10 克　白芍 10 克　郁金 10 克　当归 10 克　川芎 10 克　丹参 15 克
红花 5 克　瓜蒌 15 克　薤白 10 克　麦冬 10 克　枳壳 10 克　甘草 6 克

由湿热引起的冠心病

由湿热引起的冠心病高发于中年人，因喜食肥甘酒肉，体内湿热灼津，阻于脉络，治疗当清利湿热。

症状：口黏气臭，舌苔黄腻，大便黏滞，腹部肥大，脉滑数，胸闷胸痛，头晕心悸。

治法：健脾利湿。

主方：黄连温胆汤加减。

杨力验方

黄连 4 克　茯苓 10 克　法半夏 10 克　陈皮 10 克　枳实 10 克　竹茹 10 克
胆南星 10 克　天竺黄 10 克　瓜蒌 15 克　川芎 10 克　丹参 15 克　甘草 6 克

六 冠心病的饮食调理

宜吃食物

绿豆	绿豆性寒、味甘，能够利尿消肿、清热消暑。经常食用绿豆可以降血脂，减少动脉中的粥样斑块，对防治冠心病有良效
玉米	玉米含有卵磷脂、维生素 E 和丰富的亚油酸，常吃有助于降低血清胆固醇，预防冠心病
胡萝卜	常吃胡萝卜有降压、强心，预防冠心病的作用
茄子	茄子含有的芦丁能降低胆固醇，增强毛细血管的弹性，提高毛细血管的抵抗力，并促进细胞的新陈代谢
葡萄	葡萄中含有大量的类黄酮，类黄酮是一种能有效预防动脉栓塞的物质，可以防治冠心病
三文鱼	三文鱼含有丰富的不饱和脂肪酸，能有效降低血脂和血清胆固醇，防治冠心病

慎吃食物

猪油	猪油中饱和脂肪酸含量高，长期食用易引发心血管疾病。而且猪油中胆固醇含量也很高，过多摄入易导致胆固醇沉积于血管壁，使管腔变窄，血流循环受阻
果酱	果酱中含糖量极高，食用过多容易使人发胖，不利于控制血糖。肥胖易增加患冠心病的概率，加重患者的病情，所以不宜多食
烟	香烟中含有尼古丁、一氧化碳、烟碱和其他毒性物质，是显著增加心血管疾病的危险因素
酒	过量摄入酒精会直接危害心脏健康，引发冠心病

特效食谱

百合莲子绿豆汤：调节血脂

〔材料〕绿豆 50 克，水发莲子 10 克，
百合 20 克。

〔调料〕冰糖适量。

〔做法〕

① 绿豆浸泡 4 小时，沥干；水发
莲子洗净；百合洗净。

② 将洗好的绿豆、莲子、百合倒

入豆浆机中，注入适量清水至
水位线。

③ 选择功能键，开始打浆；把煮
好的豆浆倒入碗中，放适量白
糖，搅拌至化，待稍微放凉后
即可饮用。

蒜泥茄子：增强心脑血管抵抗力

〔材料〕茄子 300 克。

〔调料〕蒜泥、盐、香油、香菜末
各适量。

〔做法〕

① 茄子洗净去蒂，放入锅中隔水

蒸熟，凉凉，撕成条状。

② 将蒜泥、盐、香油混合搅匀，
浇在茄子上，撒上香菜末即可。

清蒸三文鱼：调节胆固醇，保护心血管

〔材料〕三文鱼肉 300 克，洋葱
丝、香菇丝各 30 克。

〔调料〕葱丝、姜丝各 5 克，盐 3
克，香油、柠檬汁各适量。

〔做法〕

① 洋葱丝、香菇丝放入盘中。

② 三文鱼肉洗净、切段，撒少许
盐抓匀，滴入几滴柠檬汁，腌
渍半小时，放至洋葱丝、香菇
丝的上面。

③ 再放上葱丝、姜丝、香油，上
蒸锅大火蒸 5 分钟即可。

七 冠心病特效推拿方

掐按内关穴

〔取穴〕一手握拳，腕掌侧突出的两筋之间，距腕横纹3指宽的位置即内关穴。

〔操作〕用一只手的拇指，稍用力向下点压对侧手臂的内关穴后，保持压力不变，继而旋转揉动，以产生酸胀感为度。

〔功效〕增强心脏的功能，缓解胸闷、胸痛。

点压神门穴

〔取穴〕手腕内侧（掌心一侧），腕掌侧远端横纹尺侧端，屈肌腱的桡侧凹陷处。

〔操作〕用一只手的拇指，稍用力向下点压对侧手臂的神门穴后，保持压力不变，继而旋转揉动，以产生酸胀感为度。

〔功效〕有助于扩张冠状动脉，增加冠状动脉血流量，减轻心肌缺血。

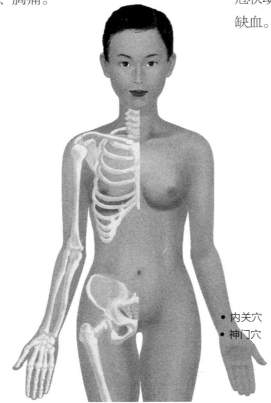

- 内关穴
- 神门穴

八 冠心病患者的日常保健

硒是预防冠心病的好伙伴

硒元素具有抗动脉硬化、降低血液黏度的功效，可以增加冠状动脉流量，减少心肌损伤的程度，具有预防心血管疾病的作用。

研究发现，血液中硒含量低的人比硒含量水平正常的人患心脏病的危险性高 3 倍。这是因为缺硒容易导致血小板聚集，使血管狭窄和阻塞。芬兰东部是冠心病和动脉硬化的高发区，就与该地区居民体内硒含量低有关。芬兰的粮食中硒含量低，所以现在芬兰花高价从国外进口一些硒含量丰富的粮食来改善居民的健康。

补硒明星食材：松蘑、口蘑、大黄花鱼、带鱼、鳝鱼、杏仁等。

冠心病患者要重视倒春寒

倒春寒时，冠心病患者受到寒冷刺激，会出现血管收缩、血液黏度增高、血流阻力增大、血压明显上升的现象。时间长了，冠状动脉就可能会在原有粥样硬化基础上发生痉挛，导致心肌缺血，诱发心绞痛、心肌梗死。倒春寒还会让体表温度急剧下降，身体会让心脏加紧工作，输出更多的血液，加快新陈代谢，以增加热量。而心脏负担过重，不利于冠心病患者病情的控制。

口腔卫生不良会诱发冠心病

人的口腔中藏匿着上百种细菌和病毒，其中有一些对人体健康危害很大。如果不注意口腔卫生，不刷牙或很少刷牙，就有可能罹患一些口腔疾病，如龋齿、牙周炎和牙龈出血等。

当口腔有创口时，细菌或病毒进入血流，就有可能依附在冠状动脉壁上，对血管内皮细胞造成损害，加重或引起粥样斑块不稳定，可导致冠状动脉硬化痉挛、狭窄，甚至引起阻塞而诱发心肌梗死。

此外，藏匿于口腔的细菌、病毒及其产生的毒素进入血液，还会增加血液黏度，造成机体凝血功能异常，促使血栓形成，诱发急性心肌梗死。

每天保证充足睡眠，减少冠心病危险

一项研究显示，保证充足睡眠的人，死亡率和心脏病发病率是最低的。

研究还发现，每天睡 9 小时或更长时间的人，患心血管疾病的风险是较低的。如果每天睡眠时间不到 5 小时，患心绞痛、冠状动脉性心脏病、心脏病发作和中风的风险是正常人的 2 倍多。

睡眠时间长短影响内分泌和代谢功能，睡眠遭剥夺会导致糖耐量异常、胰岛素敏感性下降和血压升高，这些都是导致动脉硬化的原因。

拍打心前区，有助于心脏保健

人感到胸闷时，轻拍一下胸脯，可以帮助肺吐故纳新，同时振动心脏使冠状动脉的血流加快，使胸闷得以舒缓。

方法：用右手掌或半握拳拍打心前区 30 ~ 50 次，拍打轻重以舒适能耐受为度。

第二章　心绞痛

一 病因及危害

　　心绞痛的直接发病原因是心肌供血不足。而心肌供血不足主要源于冠心病，有时其他类型的心脏病或失控的高血压也能引起心绞痛。如果血管中脂肪不断沉积，就会形成斑块，若发生在冠状动脉，就会导致其缩窄，进一步减少其对心肌的供血，最终形成了冠心病。冠状动脉内脂质不断沉积并逐渐形成斑块的过程称为冠状动脉粥样硬化。一些斑块比较坚硬而稳定，就会导致冠状动脉本身的缩窄和硬化。

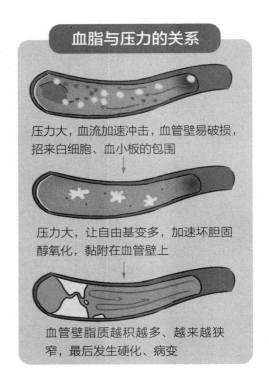

血脂与压力的关系

压力大，血流加速冲击，血管壁易破损，招来白细胞、血小板的包围

压力大，让自由基变多，加速坏胆固醇氧化，黏附在血管壁上

血管壁脂质越积越多、越来越狭窄，最后发生硬化、病变

二 表现症状

典型心绞痛发作

　　心绞痛是突然发生的位于胸骨体上段或中段之后的压榨性、闷胀性或窒息性疼痛，亦可波及心前区，并放射至左肩、左上肢前内侧、无名指和小指，偶尔可伴有濒死的恐惧感，往往迫使患者立即停止活动，重者伴随出汗症状。疼痛历时 1 ～ 5 分钟，很少超过 15 分钟，休息或含服硝酸甘

油片，可在 1 ~ 2 分钟内使疼痛消失。心绞痛常在身体劳累、情绪激动、受寒、饱食、吸烟时发生，贫血、心动过速或休克亦可诱发。

不典型心绞痛发作

疼痛位于胸骨下段、左心前区或上腹部，可放射至颈、下颌、左肩胛部或右前胸。疼痛可很快消失或仅有左前胸不适，有发闷感。

三 心绞痛与五脏的关系

《黄帝内经·灵枢·厥病》篇首先提出心绞痛与五脏的关系，目的在于强调心绞痛不是心脏的独立疾病，而是和五脏密切相关。如原文提出了肾心痛、胃心痛、脾心痛、肝心痛、肺心痛五种心绞痛类型，并指出了五种心绞痛的特点及针刺穴位，对心绞痛辨证论治的丰富和发展有重大意义。

四 不同类型心绞痛的辨证论治

肾心痛

《黄帝内经》原文："厥心痛，与背相控，善瘛，如从后触其心，伛偻者，肾心痛也，先取京骨、昆仑，发狂不已，取然谷。"

症状：痛牵引背部作痛，就好像从背后触到心脏一样。特点是抽掣性疼痛，并且痛到弯腰拱背。肾阴亏虚者，多有腰酸背痛、手心热、咽干、乏力。肾阳不足者，可见腰冷背凉、畏寒肢冷、神惫乏力。

辨证分析：心为火脏，肾属水脏，心肾水火相济，如肾阴虚，水不济火，或肾阳虚不能蒸水上交，皆可致心肾水火不济，心脉失濡而致心痛，临证需辨明肾阴亏虚或肾阳不足。

治法：肾阴亏虚者，宜滋肾阴通利心脉。肾阳不足者，宜温肾通脉。

属肾阴亏虚者，用瓜蒌薤白白酒汤合六味地黄汤、丹参饮加减。

瓜蒌 15 克　薤白 10 克　当归 10 克　川芎 10 克　丹参 15 克　熟地 15 克　山萸肉 10 克　茯苓 10 克　泽泻 10 克　山药 10 克　甘草 6 克

属肾阳亏者，宜瓜蒌薤白桂枝汤合丹参饮，畏寒肢冷、神惫乏力重者可酌加附子。

瓜蒌 15 克　薤白 10 克　桂枝 10 克　丹参 15 克　川芎 10 克　当归 10 克　巴戟天 10 克　仙茅 10 克　檀香 5 克　党参 15 克　制附子 10 克（先煎）甘草 6 克

针灸穴位：京骨、昆仑、然谷、心俞、郄门、内关。

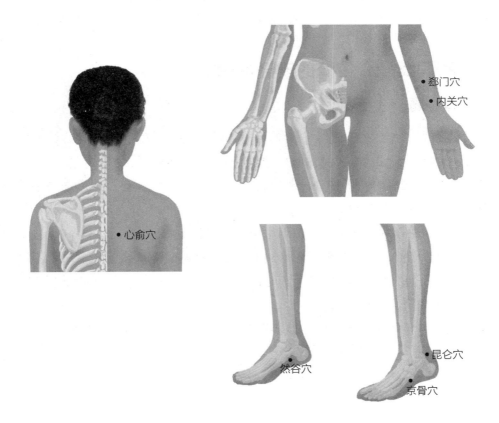

胃心痛

《黄帝内经》原文："厥心痛，腹胀胸满，心尤痛甚，胃心痛也，取之大都、太白。"

症状：腹胀胸满，心痛尤甚。

辨证分析：心与胃相邻，关系极为密切，如胃气不疏、胀满气逆，很容易导致心脉失濡而引起心痛。胃心痛多在饱餐后引发，心痛部位偏于胃部。

治法：心胃同治，原则是宽胸和胃。

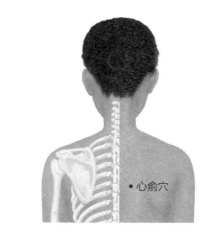

杨力验方

宜用瓜蒌薤白半夏汤合丹檀饮。

瓜蒌 15 克　薤白 10 克

半夏 10 克　丹参 15 克

檀香 6 克　砂仁 10 克

川芎 10 克　甘草 6 克

舌红、苔黄有热象者加黄连。

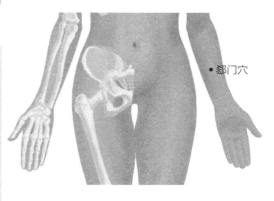

针灸穴位：大都、太白、心俞、郄门。

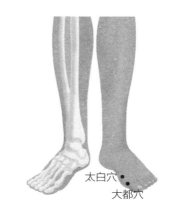

第四篇　高发心脑血管疾病的中医治疗一

脾心痛

《黄帝内经》原文："厥心痛，痛如以锥针刺其心。心痛甚者，脾心痛也。取之然谷、太溪。"

症状：痛如锥针刺心。

辨证分析：心脾相通，脾经有支脉与心相通，所以脾胃失调则易气逆阻心络，致心脉不利，不通则痛。

治法：和脾胃，通心脉。

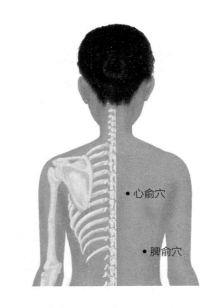

杨力验方

瓜蒌薤白白酒汤合丹檀饮，加白术、党参、川芎。

瓜蒌 15 克　薤白 10 克

丹参 15 克　檀香 6 克

砂仁 10 克　川芎 10 克

白术 10 克　党参 15 克

甘草 6 克（加白酒适量）

枳壳 10 克

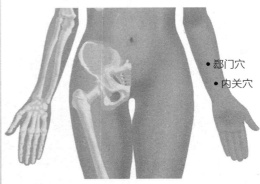

针灸穴位：然谷、太溪、太白、脾俞、心俞、内关、郄门。

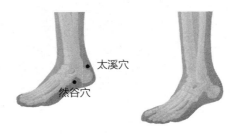

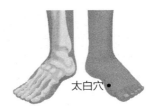

肝心痛

《黄帝内经》原文："厥心痛，色苍苍如死状，终日不得太息，肝心痛也，取之行间、太冲。"

症状：心痛得面色发白如死状，不能出长气。

辨证分析：肝主疏泄，肝气不疏，易气滞心胸，轻者心脉不利，重者诱发气滞血瘀，心脉闭阻，出现"色苍苍如死状"的危重症。

治法：气滞心胸较轻者，以疏肝理气为主；气滞心胸较重者，必理气化瘀。

杨力验方

气滞心胸者，柴胡疏肝汤合瓜蒌薤白白酒汤、丹檀饮加减。

柴胡 10 克　白芍 10 克　川芎 10 克
郁金 10 克　瓜蒌 15 克　薤白 10 克
丹参 15 克　甘草 6 克（加白酒适量）
檀香 6 克

气滞血瘀者，柴胡疏肝汤合血府逐瘀汤加减。

柴胡 10 克　白芍 10 克　川芎 10 克
郁金 10 克　瓜蒌 15 克　红花 6 克
丹参 15 克　生三七粉 3 克（冲服）
檀香 6 克

针灸穴位：行间、太冲，可加心俞、肝俞、内关、郄门或膻中。

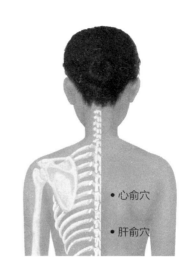

• 心俞穴

• 肝俞穴

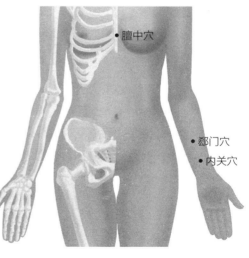

• 膻中穴

• 郄门穴

• 内关穴

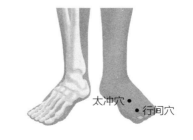

太冲穴 •　• 行间穴

肺心痛

《黄帝内经》原文："厥心痛，卧若徒居，心痛间，动作，痛益甚，色不变，肺心痛也，取之鱼际、太渊。"

症状：休息则缓解，动则加重，面色不变。

辨证分析：心肺共处胸腔，经脉相近（"手太阴肺经……行少阴心主之前""手少阴心经……其直者，复从心系却上肺"），且肺主气，心主血，气为血帅，气行则血行，气逆则血阻，所以肺气虚，肺气不利皆可引发心脉不疏而致心痛。

治法：益肺气，助心脉或宣肺气，通心络。

针灸穴位：鱼际、太渊、肺俞、心俞。

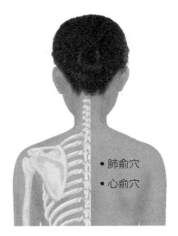

• 肺俞穴
• 心俞穴

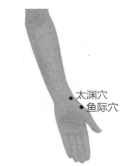

• 太渊穴
• 鱼际穴

杨力验方

肺气不利，气逆脉阻者，用参七饮合瓜蒌薤白半夏汤。

人参 6 ~ 10 克（单煎，分 2 次冲服）　生三七 3 克（冲服）　瓜蒌 15 克
薤白 10 克　川芎 10 克　丹参 15 克　厚朴 10 克　甘草 6 克

肺气虚，无力帅血致心脉虚而作痛者，用生脉饮合瓜蒌薤白白酒汤、丹檀饮加减。

人参 6 ~ 10 克（单煎，分 2 次冲服）　麦冬 10 克　瓜蒌 15 克
薤白 10 克　丹参 15 克　川芎 10 克　檀香 6 克　甘草 6 克

五 心绞痛的饮食调理

宜吃食物

燕麦	燕麦中富含可溶性膳食纤维、亚油酸等，不仅能降低血清总胆固醇、甘油三酯等，还能消除沉积在血管壁上的低密度脂蛋白胆固醇，从而起到预防动脉粥样硬化、防治心绞痛的功效
玉米	玉米中含有卵磷脂、维生素E、亚油酸，能够降低血清胆固醇，预防心绞痛、血脂异常和动脉粥样硬化
荞麦	荞麦中含有的苦味素、芦丁等，不仅能够降血压、降血脂，还能调节心肌功能，增加冠状动脉的血流量，预防心律失常，辅治心绞痛
洋葱	洋葱中含有的活性成分能够刺激血纤维蛋白，具有扩张血管、降低血压和血糖的功效，能预防心绞痛
生菜	生菜性凉、味甘，归心、肝、胃经，含有维生素、膳食纤维和丰富的矿物质，能够清热安神、清肝利胆、降低胆固醇，适合心绞痛患者食用
山楂	山楂性微温，味微酸、甘，归肝、胃、大肠经，具有消食化积、理气杀菌、活血化瘀等功效，能够疏通血管，非常适合心绞痛患者食用

慎吃食物

猪脑	猪脑性寒，中医认为冠心病与痰浊、血瘀等有关，气血遇寒则凝滞，食用寒凉性质的食物，无疑会加重心肌缺血、缺氧的症状。且猪脑中胆固醇含量很高，多余的胆固醇沉积于血管壁会导致脉管狭窄，很容易引发心绞痛
炸鸡	炸鸡是油炸类食品，富含饱和脂肪酸。经常食用会诱发心绞痛
蟹黄	蟹黄属于寒凉食物，心绞痛患者食用后会加重血瘀的现象。且蟹黄中胆固醇含量较高，过多的食用易导致多余的胆固醇沉积在血管壁上，导致管腔变窄，血液运行不畅，引发心绞痛，严重者会出现心力衰竭

特效食谱

果仁燕麦粥：益气补肾，调节胆固醇

〔材料〕大米 100 克，燕麦 60 克，核桃仁 30 克，腰果、葡萄干各 20 克。

〔做法〕

① 大米、燕麦洗净；腰果、核桃仁放入榨汁机干磨杯中磨成粉末状，倒出待用。

② 向砂锅中注入适量清水烧开，倒入洗净的大米和燕麦，用小火煮 30 分钟，至食材熟透。

③ 倒入干果粉末，放入部分葡萄干，略煮片刻，出锅前撒上剩余的葡萄干即可。

玉米浓汤：降胆固醇，补钙益气

〔材料〕鲜玉米粒 100 克，纯牛奶 150 毫升。

〔调料〕盐少许。

〔做法〕

① 将玉米粒洗净，取榨汁机将鲜玉米粒制成玉米汁，倒出待用。

② 汤锅上火烧热，倒入玉米汁，慢慢搅拌几下，用小火煮至汁液沸腾，倒入纯牛奶，续煮至沸，加入盐调味。

炝炒生菜：清热解毒，降胆固醇

〔材料〕生菜 200 克。

〔调料〕盐 2 克。

〔做法〕

① 将洗净的生菜撕成片，装入盘中待用。

② 向锅中注入适量食用油，烧热，放入生菜片，快速翻炒至熟软，加入适量盐，炒匀即可。

六 心绞痛特效推拿方

按揉膻中穴

〔取穴〕膻中穴位于前正中线上，
　　　　两乳头连线的中点。

〔操作〕用大拇指点按在此穴位上，
　　　　先顺时针方向轻轻揉按，
　　　　再逆时针方向揉按，每次
　　　　各30下，动作要缓慢、
　　　　均匀、有力。

〔功效〕按揉该穴能宽胸理气、
　　　　活血通络。主治心绞痛、
　　　　心悸等病症。

点按内关穴

〔取穴〕一手握拳，腕掌侧突出的
　　　　两筋之间，距腕横纹3指
　　　　宽的位置即内关穴。

〔操作〕先用右手拇指点按左前臂上
　　　　的内关穴，再用左手拇指点
　　　　按右前臂上的内关穴，双侧
　　　　每回点按不少于20次。

〔功效〕点按该穴能舒畅心胸、安
　　　　神镇惊。主治心痛、心
　　　　悸、胸闷、心绞痛等症。

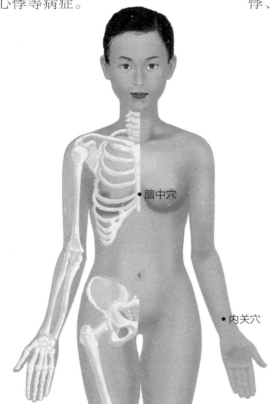

• 膻中穴

• 内关穴

点按至阳穴

〔取穴〕至阳穴位于背部第 7 胸椎
　　　　棘突下，第 7 肋间（肩胛
　　　　骨下角的下方即第 7 肋间）
　　　　水平线与脊背正中线之交
　　　　点处。
〔操作〕用大拇指点按至阳穴，每
　　　　回点按不少于 20 次。
〔功效〕点按至阳穴能促进血液循
　　　　环，调理胸胁胀痛、脊背
　　　　强痛、咳嗽气喘等症。

按揉灵道穴

〔取穴〕在前臂前区，腕掌侧远端
　　　　横纹上 1.5 寸，尺侧腕屈
　　　　肌腱的桡侧缘。
〔操作〕用拇指按揉穴位 2 分钟，
　　　　再按压 2 分钟，最后轻揉
　　　　1 分钟结束。
〔功效〕生发心气，化瘀止痛。

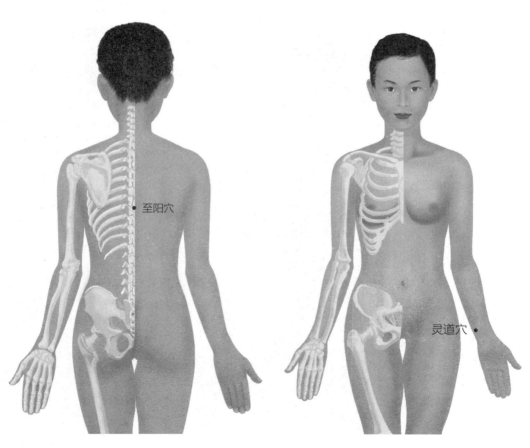

至阳穴

灵道穴

七 心绞痛患者的日常保健

生活要有规律，注意充分休息

生活中注意劳逸结合，需要高度集中注意力的工作不宜持续时间过长。平时心情要开朗，适当进行广播体操、太极拳等体育锻炼。夜间不要看球赛或惊险影视剧，注意休息，避免情绪激动、过度紧张或过度劳累，以免加重心绞痛症状。

少饮酒，不吸烟

平时要少饮酒或不饮酒，一定要戒烟，因为吸烟、饮酒均可促使心绞痛的发作。

家中要有常备药

家庭常备药有硝酸甘油片、速效救心丸、硝酸异山梨酯等。硝酸甘油片、速效救心丸要随身带，尤其外出时更要药不离身，并在家中床头、茶几等固定且易取的地方摆放。

沐浴时注意事项

1. 避免洗澡水过热，一般以 35 ~ 40℃的温水为宜。过高的水温会引起血压暂时升高，心跳加快，心脏负荷加重。

2. 洗澡时间应限制在半小时以内。由于浴室内氧气少，二氧化碳浓度高，时间过长会加重心脑缺氧、缺血。

3. 餐后 1 小时后再洗澡。饱餐后立刻洗澡，全身表皮血管被热水刺激扩张，较多的血液流向体表，腹腔血液供应减少，会引起低血糖，甚至虚脱、昏倒。

运动要小心

掌握最大运动耐量。运动训练前最好在医生监护下作平板或脚踏车运动试验，以判断最大运动耐量。

选择适宜的锻炼方式，提倡进行持续的中度有氧运动，如步行、慢跑、骑自行车、游泳等，具体运动方式可根据个人爱好及病情来选择。

要注意的是，患者在运动前应备好硝酸甘油片，并随身携带，运动中一旦出现心绞痛症状，应立即停止，就地休息并舌下含服硝酸甘油片1 ~ 2片。

┤ **杨力提示** ├

杨力提示

1. 《黄帝内经》厥心痛属心绞痛，非指后世所言的胃痛。
2. 《黄帝内经》提示五脏不调皆可诱发心绞痛，非独心也，所以辨证论治要多调五脏以治本。
3. 《黄帝内经》提示的针灸穴位（前文第 260 ~ 264 页列举的一些穴位），可以配合其他穴位合治，效果更佳。

第三章　心律失常

一　病因及危害

　　成人正常的心率是 60～100 次／分钟。心律失常指心律起源部位、心搏频率与节律以及冲动传导等任一项异常，它既包括节律异常，又包括频率异常。

　　心律失常和器质性心脏病有关，冠心病、心肌病、风心病合并心律失常最多见，中枢神经系统疾病、药物作用等也可导致心律失常。

　　心律失常的主要危害有：

冠状动脉供血不足	心律失常可引起冠状动脉血流量降低，冠心病患者若出现心律失常可以诱发或加重心肌缺血。主要表现为心绞痛、气短、急性心力衰竭、急性心肌梗死等
脑动脉供血不足	脑血管正常的人，不致造成严重后果，但是脑血管发生病变时，可以导致脑供血不足，表现为头晕、乏力、视物模糊、暂时性全盲，严重的甚至出现失语、瘫痪、抽搐、昏迷等脑损害
肾动脉供血不足	心律失常发生后，肾血流量也会不同程度的减少，表现为少尿、蛋白尿、氮质血症等
肠系膜动脉供血不足	快速心律失常时，血流量降低，可以出现肠系膜动脉痉挛，产生胃肠道缺血的表现，如腹胀、腹痛、腹泻甚至发生出血、溃疡或麻痹等
心功能不全	患者可以表现为咳嗽、呼吸困难、乏力等

二 表现症状

很多心律失常患者无症状，仅查体时发现心电图改变。

心律失常患者最常见的症状是心悸（心慌），能强烈感觉到自己心脏的跳动，甚至感觉心脏好像要跳出来了，一些人因为有濒死感而到医院就诊。

其他可能症状包括：头晕（眩晕）、头痛、胸闷、胸痛、憋气（呼吸困难）、心前区不适（可出现心前区剧烈疼痛）、气急、乏力、抽搐、手足发凉、晕厥、神志不清、猝死等。

三 中医对心律失常的认识

《黄帝内经》虽未出现"心律失常"这个词，但已对心律失常的征兆、病因、预后及脉象等有明确的论述，对后世有很大的启示。

指出心律失常与气虚的关系

《黄帝内经·素问·平人气象论》云："人一呼脉一动，一吸脉一动，曰少气。"指出气虚是引起心律失常的重要因素。

指出心律失常在脉象上的反映

《黄帝内经》首先指出脉象可以反映心律失常的危害性。如《黄帝内经·素问·平人气象论》说："人，一呼脉四动以上曰死……乍疏乍数者死。"

四 不同类型心律失常的辨证论治

快速型心律失常中医辨证

期前收缩——多属气阴两亏

病机：多由劳累、劳心、失眠或疾病等原因导致心气虚，日久气阴两虚。

症状：以心悸为主，劳累加重，舌质淡，脉数结代。

治法：益心气，养心阴。

方用炙甘草汤合生脉饮化痰。

党参 15 克　太子参 15 克　麦冬 10 克　丹参 15 克　玄参 10 克

肉桂 10 克　茯苓 10 克　炙甘草 10 克　生姜 3 片

气虚重者人参易党参；心烦者加黄连 3 克或竹茹 10 克；阴虚明显者加生地 15 克、丹皮 10 克。

房颤——多属气虚血瘀

病机：常由心肌老化、心肌炎、心脏瓣膜病、高血压、糖尿病等原因导致，主要是发生异位心律，多因劳累、感染、疾病等加重，易产生晕厥和心房血栓，导致脑梗死等严重后果，中医认为多属气虚血瘀。

症状：心跳快而乱，有明显的心悸、怔忡表现，舌白边暗，脉数急而促。

治法：益心气，化瘀滞。

方用生脉饮合三参三七汤。

人参 10 克　麦冬 10 克　五味子 5 克　苦参 10 克　丹参 15 克

沙参 10 克　生三七粉 3 克（冲服）甘草 6 克

瘀象明显者加红花 10 克；阳虚肢冷脉沉加制附子 10 克（先煎）；阴虚口干手心热者加生地 15 克、丹皮 10 克。

阵发性心动过速——多属气阴两亏，痰火上扰

病机：主要指室上性阵发性心动过速，属异位心律，常有器质性心脏病，如冠心病、心肌病等，少数无器质性心脏病。中医辨证多属心阴亏虚，痰火上扰。

症状：心悸心烦，乏力身困，口干，舌红，苔黄腻，脉滑数。

治法：益气养阴，化痰清火。

方用参麦饮合黄连温胆汤加减。

太子参 15 克（气虚偏重者用西洋参 10 克）　麦冬 10 克　黄连 6 克
胆南星 10 克　茯苓 10 克　陈皮 10 克　竹茹 10 克　酸枣仁 15 克
甘草 6 克

兼胆虚心怯者加珍珠母 15 克、白芍 10 克。有肝肾阴虚者加枸杞子 15 克。

缓慢型心律失常中医辨证

心动过缓——多属心气虚、心阳衰

病机：心律每分钟少于 60 次，常低于 50 次，严重的可低于 40 次甚至发生晕厥，多有心肌炎后遗症等病因。中医多属心气虚、心阳衰。

症状：心律慢，但律齐。常伴心悸、怔忡，乏力少气，脉象沉迟。

治法：益气养心。

方用参麦饮合保元汤加减。

人参 10 克　麦冬 10 克　桂枝 10 克　黄芪 30 克　桂圆肉 10 克
炙甘草 10 克

病态窦房结综合征——多属心阳不足、气虚血滞

病机：属窦房结传导失常，多因心肌炎、冠心病、心肌梗死所致。中医多属心阳不足，气虚血滞。

症状：心律慢，心悸，乏力，舌胖质暗，苔白，脉沉迟。

治法：温心阳，益气化瘀。

方用参麦麻辛附子汤加减。

人参 10 克　麦冬 10 克　制附子 10 克（先煎）　炙麻黄 5 克　细辛 3 克
丹参 15 克　炙甘草 10 克

乏力肢冷者加黄芪 30 克、桂枝 10 克；瘀象明显加红花 10 克、生三七粉 3 克（冲服）；肾阳虚腰酸畏寒乏力明显加鹿茸 2 克（冲服）。

房室传导阻滞——多属心阳虚，气滞血瘀

病机：房室传导阻滞属严重心律失常，多为风湿性心脏瓣膜病、心肌炎、心肌梗死等原因导致心脏传导失常。中医辨证多属心阳虚、气滞血瘀。

症状：心律极慢（每分钟常少于 40 次），有较重的心悸、怔忡及乏力唇绀症状，易发生晕厥，舌淡胖，苔白，脉迟缓。

治法：益气强心，活血化瘀。

杨力验方

方用人参麻辛附子汤合保元汤加减。

人参 10 克　制附子 10 克（先煎）桂枝 10 克　黄芪 30 克

炙麻黄 5 克　细辛 3 克　鹿茸 2 克（冲服）　生三七粉 3 克（冲服）

出现晕厥者宜用参附汤加煅龙骨、煅牡蛎急救。

五　心律失常的饮食调理

宜吃食物

小麦	小麦可滋养心肺，安定心神，对心律失常有良好的食疗作用
菠菜	菠菜中的微量元素可增强机体对缺氧的承受力，增强心肌对应激的适应能力，并能改善心律失常
菠萝	菠萝中的蛋白酶可以分解蛋白质，促进消化，能解油腻，对于心律失常患者来讲尤其合适
红枣	红枣中的蛋白质、维生素含量较丰富，具有养心安神、补血等功效，尤其对于因为缺血所造成的心律失常具有较明显的效果
羊肉	羊肉具有养血补锌的功效，心律失常的患者日常多吃一些羊肉，尤其是冬季的时候，能减少心律失常的反复出现
三文鱼	三文鱼中含有的 ω-3 脂肪酸，可以提升体内一氧化氮的水平，能更好地舒张血管平滑肌，使血液流通顺畅，防治心律失常

慎吃食物

浓茶	浓茶中的芳香油、咖啡因能增加心室收缩，引起心跳加快，诱发心律失常
辣椒	长期过食辣椒，对心血管系统的刺激非常严重，还会让人出现短暂性血压下降或心跳减慢，诱发心律失常
酒	酒具有强烈的刺激性，可使心率增快，长期饮酒会使心脏扩大，导致心脏收缩功能减退

特效食谱

花生菠菜：改善心律失常

〔材料〕熟花生米50克，菠菜300克。

〔调料〕蒜末、盐、香油各适量。

〔做法〕

① 菠菜择洗干净，入沸水中焯30秒，捞出，凉凉，沥干水分，切段。

② 取盘，放入菠菜段、熟花生米，用蒜末、盐和香油调味即可。

菠萝粥：解油腻，保护心脏

〔材料〕大米100克，菠萝肉30克。

〔调料〕冰糖、淡盐水适量。

〔做法〕

① 大米洗净，浸泡30分钟；菠萝肉用淡盐水浸泡10分钟，切成丁。

② 锅内倒水烧沸，放大米煮至粥成，放菠萝丁煮沸，加冰糖调味即可。

胡萝卜炖羊肉：养血补锌，缓解心律失常

〔材料〕胡萝卜、羊瘦肉各250克。

〔调料〕葱花5克，酱油4克，料酒适量，盐2克。

〔做法〕

① 胡萝卜洗净，切块；羊瘦肉洗净，切块，焯透。

② 炒锅中倒入植物油烧至七成热，下葱花炒出香味，放入羊肉块翻炒片刻，加料酒、酱油翻炒均匀，加胡萝卜块和适量水炖熟，最后用盐、葱花调味即可。

六 心律失常特效推拿方

按压内关穴

〔取穴〕一手握拳，腕掌侧突出的两筋之间，距腕横纹 3 指宽的位置即内关穴。

〔操作〕用拇指的指端垂直按压内关穴。

〔功效〕内关穴能理气止痛、宁心安神。对胸胁部位的疾病有很好的疗效，适用于心绞痛、心律不齐等症。

按揉心俞穴

〔取穴〕在上背部，第 5 胸椎棘突下，后正中线旁开 1.5 寸。

〔操作〕用两手拇指指腹端按压或揉压心俞穴 1～2 分钟。

〔功效〕心俞穴有通络、安心神的作用，按揉心俞穴，能缓解胸闷、气短、心律不齐等症状。

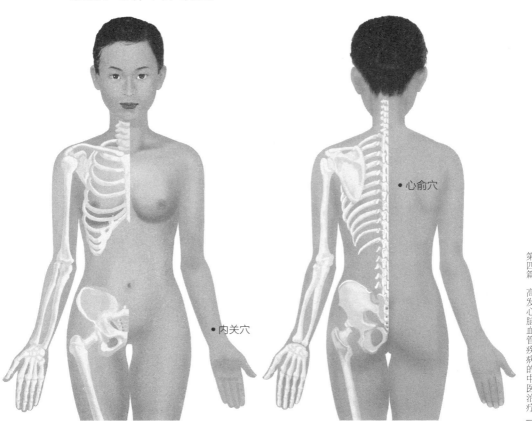

• 内关穴

• 心俞穴

七 心律失常患者的日常保健

定期做检查

定期复查心电图、电解质、肝功、甲状腺功能等，抗心律失常药可对电解质及脏器功能产生影响。

控制引起心律失常的基础疾病

高血压、糖尿病等都可以引起心律失常，所以高血压患者要定时监测血压，通过药物和食疗将血压控制在正常值。糖尿病患者也要适时监测血糖，做到低糖饮食，并根据症状选择药物降糖。

保持稳定情绪和乐观状态

中医认为"悲哀忧愁则心动，心动则五脏六腑皆摇"，这里的心动即包括心律失常，所以保持稳定的情绪和乐观的精神状态对预防心律失常很重要。

保持良好的生活习惯

心律失常经常和不良的生活方式有关，比如生活起居无常、饮食不定、工作压力大、活动量小等，这些不良生活方式均可导致心脏神经调节紊乱，引起心律失常。所以，要按时作息，早睡早起，不熬夜，进行适量的有规律运动等。

心律失常者如何运动

运动要适量，本着量力而行的原则，不可勉强运动或过量运动，不能认为运动量越大越有助于健康。中老年人以散步、打太极拳为宜。

第四章　心肌炎

一　病因及危害

心肌炎是指各种原因引起的心肌的炎症性病变。大部分心肌炎患者经过治疗能够获得痊愈，但如果治疗不及时或者护理不当，有些心肌炎患者会在急性期之后发展为扩张型心肌病改变，可反复发生心力衰竭。

心肌炎的病因可分为下列几种：

感染性因素：包括病毒、细菌和真菌。病毒如柯萨奇病毒、埃可病毒、流感病毒、腺病毒、肝炎病毒等；细菌如白喉杆菌、链球菌等。其中病毒性心肌炎最常见。

自身免疫性疾病：如系统性红斑狼疮、巨细胞性心肌炎。

物理因素：如胸部放射性治疗引起的心肌损伤。

化学因素：许多药物如抗生素、化疗药物等。

二　表现症状

心脏受累的症状可表现为胸闷、心前区隐痛、心悸和气促等。有一些病毒性心肌炎会以与心脏有关或无关的突出症状为主要或首发症状，如以心律失常为主诉和首发症状；少数以突然剧烈的胸痛为主，而全身症状很轻，此类情况多见于病毒性心肌炎累及心包或胸膜者；还有一些以急性或严重心功能不全症状为主；极少数以身痛、发热、少尿、昏厥等全身症状严重为主，心脏症状不明显。

三 中医对心肌炎的认识

心肌炎属于中医学"心悸""怔忡"等范畴。其主要症状为心悸气短,自觉胸中动摇不宁。中医理论认为"心藏神""心主血脉"。本病的发生多为热毒内陷心包,损耗心阴、心气所致。心之气阴亏虚,心神失养,心脉不充,则会出现心悸、怔忡、气短等症。此外,津液耗损,气阴亏虚,余热之邪未尽,还可出现口干舌燥、低热、疲乏等,这些表现与心肌炎的临床表现也颇为一致。

关于对本病形成的认识,一般还认为由于急性期感邪太甚,或治疗不当,或先天禀赋不足,或后天失养,而导致气血失调,脉络瘀阻,痰浊水饮内停等病理变化,以致出现虚实错杂的各种不同症候;复感外邪,又可加重心肌损伤,致使病情反复,甚者可出现急性期的特征。其他如恼怒、忧思等精神因素以及气候环境变化,也会诱发本病。

四 不同类型心肌炎的辨证论治

气阴两虚型

病机:气虚导致胸闷气短、心悸,阴虚导致失眠多梦、神志不宁。

症状:心悸怔忡,胸闷气短,神疲乏力,动则自汗,失眠多梦,舌质淡红少津,苔薄白,脉细数或结代。

治法:益心养阴,安神定悸。

杨力验方

方用生脉饮合炙甘草汤。

人参 6 克或党参 30 克　麦冬 10 克　五味子 3 克　炙甘草 10 克
生姜 6 克　桂枝 10 克　生地 15 克　阿胶 10 克　麻仁 10 克
红枣 10 克　生三七粉 3 克(冲服)

心阳虚型

病机:心阳虚导致四肢不温、心悸不安、面色不华。

症状：心中发虚，怔忡，伴有短气、胸闷、面色苍白、形寒肢凉、舌质淡。

治法：温补心阳，养心定悸。

杨力验方

方用生脉饮加味。

人参10克　肉桂10克　桂圆肉10克　柏子仁15克　珍珠母15克
麦冬15克　五味子6克

虚汗多者，加煅龙牡、山萸肉；阳虚重者加制附子10克（先煎）；
心悸同时出现喘汗、面青唇紫者，则用黑锡丹。

心阴虚型

病机：心阴虚致心火内生，心失所养。

症状：心悸，伴口干、心烦、梦多失眠，舌质偏红，脉细数。

治法：养心安神。

杨力验方

方用生脉饮加味。

人参10克　麦冬15克　五味子6克　珍珠母20克　柏子仁15克
莲子心10克

心脾两虚型

病机：心虚导致心悸不安、胸闷、自汗，脾虚导致脘腹胀满、消化不畅。

症状：心悸怔忡，肢体倦怠，纳呆腹胀，自汗气短，面色无华，舌淡苔薄。

治法：健脾益气，养心安神。

杨力验方

方用归脾汤加减。

人参10克　白术15克　黄芪30克　当归10克　甘草10克
茯苓10克　炙远志10克　酸枣仁10克　木香6克　桂圆肉10克
生姜6克　红枣10克　生三七粉3克（冲服）

痰浊型

病机：痰浊壅滞，痰浊扰心致心悸、心神不宁。

症状：心悸，痰多，胸闷，体胖，舌苔腻，质淡，或偏红，脉滑。

治法：祛痰化浊，宁心安神。

杨力验方

方用导痰汤加味。

半夏 10 克　胆南星 10 克　枳实 10 克　茯苓 10 克　橘红 10 克

甘草 6 克　生姜 3 片　柏子仁 15 克　西洋参 10 克　麦冬 10 克

痰热型

病机：痰浊化热，上扰心神。

症状：心悸，胸闷，痰多，胃不和，呕恶，舌质红，苔黄，脉滑数。

治法：清热化痰，健脾胃，宁心安神。

杨力验方

方用温胆汤加味。

茯苓 10 克　法半夏 10 克　陈皮 10 克　竹茹 10 克　枳实 10 克

甘草 6 克　生姜 3 片　黄连 3～10 克　西洋参 10 克　麦冬 10 克

血瘀阻络型

病机：心脉瘀阻，心失所养。

症状：心悸气短，胸痛时作，舌质紫暗或有瘀斑，脉偏涩。

治法：活血化瘀，疏通心脉。

杨力验方

方用血府逐瘀汤。

桃仁 10 克　红花 10 克　当归 10 克　川芎 10 克　丹参 15 克

牛膝 15 克　桔梗 10 克　柴胡 10 克　枳壳 10 克　甘草 6 克

人参 6～10 克

五 心肌炎的饮食调理

宜吃食物

芥蓝	芥蓝具有化痰解毒、降低胆固醇的作用，适合心肌炎患者食用
番茄	番茄具有止血降压、健胃消食、生津止渴、清热解毒的功效，可辅治心肌炎引起的头晕
橙子	橙子具有清热化痰、健脾和胃、助消化、增食欲、增强毛细血管弹性、降低血脂等功效，适合心肌炎患者食用
牛肉	牛肉含有丰富的蛋白质，具有补脾胃、益气血的功效，适合脾弱不运、水肿、头晕目眩的心肌炎患者食用
鲫鱼	鲫鱼是一种高蛋白、低脂肪的食物，适合心肌炎患者食用

慎吃食物

熏肉	熏肉脂肪、盐含量很高，大量脂肪和盐的摄入能引发高血压、中风、动脉粥样硬化等，不利于心肌炎治疗
人造奶油	奶油含有大量的反式脂肪酸，会增加血液黏度，减少高密度脂蛋白的数量，引起动脉粥样硬化。心肌炎患者食用过于油腻的食物还容易导致便秘和消化功能障碍
薯片	薯片中油脂含量很高，会增加血液黏度和低密度脂蛋白的含量，导致血脂异常，增加动脉粥样硬化的发生率，引发心肌炎

特效食谱

芥蓝炒冬瓜：清热解毒，软化血管

〔材料〕芥蓝 80 克，冬瓜 100 克，胡萝卜 40 克，干木耳 10 克。

〔调料〕盐、料酒、水淀粉各适量，姜片、蒜末、葱段各少许。

〔做法〕

① 将胡萝卜去皮，洗净；干木耳泡发，撕小朵；冬瓜去皮及子，洗净，切片。上述食材放入水中焯断生。

② 起油锅，放入姜片、蒜末、葱段爆香，倒入焯好的食材，放入调料（除水淀粉），倒入适量水淀粉勾芡即可。

橙子南瓜羹：保护血管，增进食欲

〔材料〕南瓜 120 克，橙子 100 克。

〔做法〕

① 将南瓜去皮除子，洗净，切片，摆放在蒸盘中，中火蒸约 15 分钟，至南瓜变软。

② 取出蒸好的南瓜，凉凉，制成南瓜泥，待用；橙子洗净，去皮及子，切成丁。

③ 向汤锅中注入适量清水烧开，倒入橙子丁和南瓜泥，搅拌匀，续煮片刻至沸，关火后盛出即可。

鲫鱼苦瓜汤：健脾胃，养心

〔材料〕净鲫鱼 200 克，苦瓜 150 克。

〔调料〕盐 2 克，料酒 3 克，姜片少许。

〔做法〕

① 将苦瓜去子，洗净，切成片，待用。

② 起油锅，放入姜片爆香，放入鲫鱼，用小火煎至两面断生。

③ 淋上少许料酒，再注入适量清水，加入盐，放入苦瓜片，用大火煮约 4 分钟，至食材熟透即可。

六 心肌炎的特效推拿方

按揉百会穴

〔取穴〕头顶部，两耳尖连线的中点处。

〔操作〕用一只手食指、中指、无名指按头顶，用中指揉百会穴，其他两指辅助，顺时针转 36 圈。

〔功效〕可以激发和增加体内的阳气，调节心脑血管系统功能。

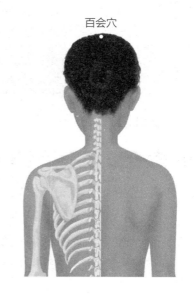

百会穴

分推膻中穴

〔取穴〕膻中穴在前正中线上，两乳头连线的中点。

〔操作〕取仰卧位，用两手拇指桡侧，以膻中穴为中心向两侧分推，反复操作15～30次。

〔功效〕可以宽胸理气、活血通络、舒畅心胸。主治胸部疼痛、心悸、呼吸困难等症。

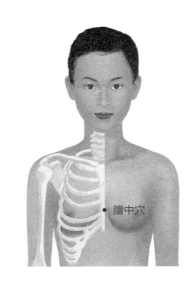

膻中穴

揉按心俞穴

〔取穴〕在上背部，第5胸椎棘突下，后正中线旁开1.5寸处。

〔操作〕取俯卧位，双手同时操作，四指合拢做支撑点，用拇指指腹揉按心俞穴，以顺时针方向按摩，每分钟按摩60次。

〔功效〕按摩心俞穴能养心安神、调补气血。主治心肌炎、冠心病等疾病。

按揉膈俞穴

〔取穴〕膈俞穴位于背部第7胸椎棘突，后正中线旁开1.5寸处。

〔操作〕取俯卧位，以拇指按揉膈俞穴，反复操作1～3分钟。

〔功效〕该穴疗效明显，按摩可起到养血和营、理气止痛作用。

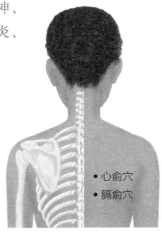

心俞穴
膈俞穴

七 心肌炎患者的日常保健

保证充分的休息时间

患有心肌炎的朋友应至少休息 3 个月。做到早睡早起，不熬夜，生活要有规律，工作要张弛有度。

预防感冒

感冒不但会加重病情，还会导致疾病复发，所以感冒并伴有咽部疼痛者一定要注意。

保证营养供给

心肌炎患者应多吃富含维生素的食物，比如菠菜、黄瓜、菜花、小白菜、鲜枣、猕猴桃、草莓、橘子等蔬果。同时还需要摄入充足的优质蛋白质，比如肉、蛋、奶和豆类食品，有助于病情控制。

进行适量的运动

有规律地进行一些简单的运动（如散步，慢跑等），可以增强体质，但要避免剧烈的体育锻炼，否则会加重病情。

服用药物要注意不良反应

心肌炎反复发作者，需服用激素，要注意观察药物毒性和不良反应，如血压升高、胃肠道消化性溃疡及穿孔、出血等。心肌炎患者对洋地黄制剂极为敏感，易出现中毒现象，应严格掌握用药剂量。

第五章 风湿性心脏病

一 病因及危害

风湿性心脏病简称"风心病"，是指由于风湿热活动，累及心脏瓣膜而造成的心脏瓣膜病变。风湿性心脏病多发于冬春季节和寒冷、潮湿、拥挤环境中。

由于心脏瓣膜的病变，使得心脏在运送血液的过程中出现问题，如瓣膜狭窄使得血流阻力加大，为了送出足够的血液，心脏则更加费力地舒张和收缩，这样使心脏工作强度加大，效率降低，心脏易疲劳，久而久之造成心脏肥大。

当二尖瓣狭窄到一定程度时，由于左心房压力增高，肺静脉和肺毛细血管压力增高，形成肺瘀血，容易引起呼吸困难、咳嗽、咯血，有的还会出现声音沙哑和吞咽困难。

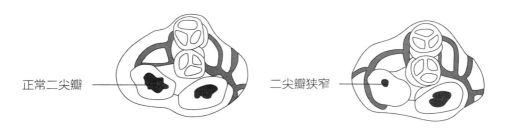

正常二尖瓣　　　　　　　　　　　　　二尖瓣狭窄

二 表现症状

风湿性心脏病是甲组乙型溶血性链球菌感染引起的变态反应的表现，属于自身免疫性疾病。心脏部位的病理变化主要发现在心脏瓣膜部位，其中二尖瓣为最常见受累部位。

二尖瓣狭窄

心功能代偿期多无明显症状，体力活力不受限制；失代偿时表现为心悸气促，易出现心律失常、阵发性呼吸困难、咳嗽、吐泡沫样痰，或见咯血、胸痛、吞咽困难，偶有声音嘶哑、口唇深红、两颧紫红等表现。

主动脉瓣狭窄

本病轻者无症状，重者疲乏无力、呼吸困难。主动脉狭窄可产生心绞痛和心律失常，甚至猝死，有时可发生眩晕、晕动，晚期可出现呼吸困难、咳嗽、咯血等左心功能不全症状。

二尖瓣关闭不全

本病轻者无症状，病情加重时出现呼吸困难、乏力、心悸，或见咯血、胸痛。

主动脉瓣关闭不全

主动脉瓣关闭不全早期无症状，或仅有面色苍白、心悸、劳累时气促、心前区不适感和头部动脉搏动感。本病晚期可出现呼吸困难、咯血、咳嗽，少数患者有心绞痛。

以上 4 种病症类型可单独存在，也可能联合出现，如二尖瓣狭窄合并主动脉瓣关闭不全等。

三 中医对风湿性心脏病的认识

风心病的起因是感受外邪

《黄帝内经·素问·痹论》说："脉痹不已，复感于邪，内舍于心。"首先指出风湿性心脏病（风心病）是感受外邪，损伤了心脏血脉而引起的。这样的观点与现代医学认为风湿性心脏病是感染溶血性链球菌不谋而合。

《黄帝内经》的这一观点，对后世防治风心病着重于祛邪的理念产生了很大影响，尤其活动期风心病治疗多采用清湿热的方法。

总结了风心病心衰的特点

《黄帝内经》指出"喘"是心衰主证。《黄帝内经·素问·痹论》说："心痹者，脉不通，烦则心下鼓，暴上气而喘，嗌干善噫，厥气上则恐。"风心病大多为二尖瓣狭窄或闭锁不合，日久累及心脏，极易导致左心衰，引起肺动脉高压，出现"暴上气而喘"。

四 不同类型风湿性心脏病的辨证论治

邪客期

属风湿热邪客表的活动期风心病。此期风湿热邪在表，继续侵入则内伤心包经，使心气不足、湿热内停、心脉痹阻，从而出现心悸等症状。

病机：风湿犯体化热、内舍于心。

症状：发热，关节痛，胸闷，心悸，舌红，苔黄，脉滑数。

治法：清热化湿宣痹，益心气。

杨力验方

虚证（气弱，脉弱，心悸）用生脉银翘汤加味。

西洋参 6 克（或太子参 20 克）　麦冬 10 克　金银花 15 克　连翘 15 克
蒲公英 10 克　桑枝 10 克　牛膝 10 克　甘草 6 克

实证（高热，脉不弱）用银翘白虎汤。

金银花 15 克　连翘 15 克　防风 10 克　生石膏 30 克　知母 10 克
甘草 6 克

偏风寒（发热恶寒，关节痛）用桂枝白虎汤。

桂枝 10 克　生石膏 15 克　知母 10 克　防风 10 克　甘草 6 克

心痹期

痹者，闭也。"心痹者，脉不通"。此期心脏瓣膜受损、破坏，发生粘连，会导致狭窄或闭锁不全而出现心膈瘀阻。

病机：心脉瘀阻，心气不足。

症状：心慌，胸闷，唇绀，面暗，脉涩。

治法：益心气，通心痹。

杨力验方

方用参桂桃红四物汤。

人参10克（或党参30克） 桂枝10克 桃仁10克 红花10克

赤芍10克 熟地15克

瘀重者，加丹参15克、苏木10克。

心衰期

慢性心衰。此期的心脏因痹阻日久而衰竭，心气不足、水湿内聚、周身疲软，属于危险期，需加大力度防护。

病机：心痹日久损伤心肌，发展为心衰。

症状：心悸，气喘，乏力，下肢水肿，脉促无力。

治法：强心，通瘀，利水。

杨力验方

方用真武汤加减。

制附子15克（先煎） 白术10克 白芍10克 生姜10克 甘草6克

桂枝10克

水肿重者加车前子、防己各5克，或猪苓、泽泻各5克；心悸者，加人参5克；膝关节痛者，加怀牛膝10克。

五 风湿性心脏病的饮食调理

宜吃食物

菠菜	菠菜含有丰富的胡萝卜素、维生素 C 和膳食纤维，可增强血管弹性，适合风湿性心脏病患者食用

土豆	土豆含有丰富的 B 族维生素和大量的膳食纤维，有助于缓解疲劳、维护心脏和血管健康、降低胆固醇
桃子	桃子富含胡萝卜素、有机酸和膳食纤维，能够保持血管畅通，增强抵抗力，改善风湿性心脏病
猪瘦肉	猪瘦肉蛋白质、B 族维生素含量高，风湿性心脏病患者可适量食用
去皮鸭肉	去皮鸭肉不仅脂肪含量低，且所含脂肪主要是不饱和脂肪酸，能起到保护心脏的作用
草鱼	草鱼中含有丰富的不饱和脂肪酸，能降低胆固醇水平，经常食用可预防风湿性心脏病

慎吃食物

蟹黄	蟹黄性寒，风湿性心脏病患者多属心脾阳气不足，过量食用性寒的食物会损伤阳气，加重病情
松花蛋	松花蛋属于高胆固醇食物，特别是蛋黄，经常大量食用容易形成血栓，加重风湿性心脏病患者的病情
浓茶	浓茶属于兴奋刺激性饮品，可使血压升高，神经系统的兴奋性增强，从而导致心率过快，甚至诱发心律失常，加重心脏负担，使心脏瓣膜功能受到损害

特效食谱

芝麻土豆丝：护心润肠，降胆固醇

〔材料〕土豆 150 克，香菜 5 克，熟黑芝麻 10 克。

〔调料〕盐 2 克，白糖 3 克，醋 6 克，蒜末少许。

〔做法〕

① 香菜洗净，切末；土豆洗净去皮，切丝，入开水中焯至断生，捞出。

② 用油起锅，放入蒜末爆香，倒入土豆丝，翻炒匀，淋入适量醋，再加入少许盐、白糖炒匀，撒上香菜末，炒至出香味，撒上熟黑芝麻即可。

第四篇 高发心脑血管疾病的中医治疗 一

鲜桃汁：保护心脏，增强抵抗力

〔材料〕水蜜桃 200 克。

〔做法〕

① 将水蜜桃洗净，去皮去核，切成小块，备用。

② 取榨汁机，倒入切好的水蜜桃，加入适量纯净水，盖上盖，选择"榨汁"功能，榨取果汁即可。

山药炖鸭：预防动脉硬化，保护心脏

〔材料〕鸭子半只（约 400 克），山药 200 克，红枣 10 克。

〔调料〕盐 4 克，葱段、姜片、大料、花椒、香叶、陈皮、黄酒各适量，葱花、胡椒粉各少许。

〔做法〕

① 将鸭子收拾干净后切块，入冷水中煮开，关火后捞出鸭块，用水反复冲洗 3 次；山药洗净，去皮，切块。

② 锅中加冷水，放入鸭块、葱段、姜片、大料、花椒、香叶、陈皮，大火烧开后放黄酒、红枣，转中小火炖 50 分钟，放山药块再炖 15 分钟，出锅前加胡椒粉、葱花、盐调味即可。

六 风湿性心脏病的特效推拿方

按揉心俞穴

〔取穴〕在上背部，第 5 胸椎棘突下，后正中线旁开 1.5 寸。

〔操作〕取俯卧位，双手同时操作，四指合拢做支撑点，用拇指指腹揉按心俞穴 3 ~ 5 分钟。

〔功效〕养心安神，调补气血。

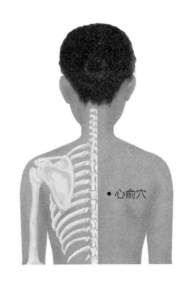

•心俞穴

按揉内关穴

〔取穴〕一手握拳，腕掌侧突出的
　　　　两筋之间，距腕横纹3指
　　　　宽的位置即内关穴。
〔操作〕取仰卧位，大拇指指腹放
　　　　于内关穴上，其余四指附
　　　　于手臂上，力度由轻渐重
　　　　揉按2～3分钟，先左臂
　　　　后右臂按摩。
〔功效〕宁心安神，理气镇痛。

掐按大陵穴

〔取穴〕大陵穴位于腕掌横纹的中
　　　　点处，掌长肌腱与桡侧腕
　　　　屈肌腱之间。
〔操作〕用拇指指尖或指甲尖垂直
　　　　掐按大陵穴，至有刺痛感
　　　　觉，掐按2～3分钟。先
　　　　左腕后右腕按摩。
〔功效〕通心络，祛瘀血。

按揉三阴交穴

〔取穴〕在小腿内侧，内踝尖上3
　　　　寸，胫骨内侧后缘。
〔操作〕用大拇指指尖放于小腿内
　　　　侧的三阴交穴上，微用力
　　　　按揉3～5分钟。左右小
　　　　腿交替进行。
〔功效〕健脾益血，安神助眠。

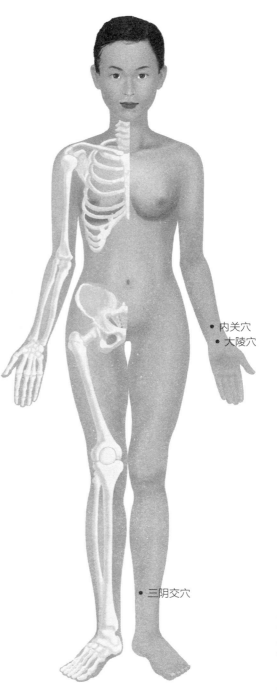

• 内关穴
• 大陵穴

• 三阴交穴

七 风湿性心脏病患者的日常保健

关注气候变化

由寒冷向温暖转换时，万物复苏，微生物滋生，某些呼吸系统疾病发病率显著上升。此时，风湿性心脏病患者容易发生病情反复，出现发热、咳嗽、咳痰，喘憋加重，不能平卧。

春天冷暖气流反复交替，早晚温差大，空气湿度低，易对呼吸道黏膜造成不良刺激，受凉后容易感冒。由于冬天刚过，免疫系统功能较弱，特别是风湿性心脏病患者，由于本身抵抗力差，更易发病。

注意防潮湿

经常在潮湿环境中工作及与水打交道的人，在工作完毕后要立即用干毛巾擦干身体，换上干净衣服；外出突遭淋雨衣衫尽湿者，应该立即用干毛巾擦干身体，擦至皮肤潮红发热后，再用温水洗净，换上干燥的衣服；在夏季劳动后大汗淋漓时也不能马上用冷水冲洗或入池游泳，因为汗孔未闭，容易受寒湿之气。

合理饮食

饮食中要适量限制钠盐，每日不要超过 5 克，切忌大量食用腌制品；减少高脂饮食；控制水分的摄入，少喝甜饮料；平时可以适量吃些水果，如香蕉、橘子等；戒刺激性饮食和兴奋性药物。

加强锻炼，提升抵抗力

确诊为风湿性心脏病后，可以加强锻炼来提升自己的抵抗能力，控制病情发展。但风湿性心脏病患者应谨慎选择锻炼方式，一些剧烈的无氧运动不要选择，应该选一些舒缓、轻柔的有氧运动，比如慢跑、健身操、散步等。

第六章　肺源性心脏病

一　病因及危害

　　肺源性心脏病简称"肺心病"，主要是由于支气管－肺组织或肺动脉血管病变所致肺动脉高压引起的心脏病。同样，原发的心血管疾病也可能造成肺血管的改变，继而影响右心乃至全心功能，如先天性心脏病引起的肺动脉高压。

　　心与肺，你中有我，我中有你，是气和血的相互依存、相互利用与相互制约。"诸血者，皆属于心""诸气者，皆属于肺"。心主血，肺主气。血的运行有赖于气的推动，气的输散分布也需要血的运载。如果得了肺部疾病，就会影响心脏的行血功能，从而造成肺瘀血，临床上出现胸闷、气促、心率改变、口唇青紫等症状。反过来，心脏功能低下的患者，血液运行不畅，也将影响氧气和二氧化碳的运输，出现咳嗽、气促、青紫等临床表现，进一步加重心脏负担。

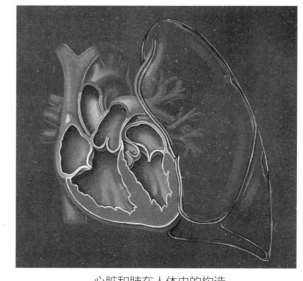

心脏和肺在人体内的构造

二 表现症状

肺源性心脏病主要分为两大类型，即急性肺源性心脏病和慢性肺源性心脏病。

急性肺源性心脏病的主要症状为呼吸困难、乏力、晕厥、心绞痛等。

慢性肺源性心脏病的主要症状为慢性咳嗽、咳痰、喘息，活动后有心悸、气短、呼吸困难和劳动耐力下降，并有不同程度的发绀等缺氧症状。

三 中医对肺源性心脏病的认识

《黄帝内经》提出"饮积""喘咳""肺胀""水胀"

《黄帝内经》虽无痰饮之名，但已提出"饮积"之说，为后世"痰饮"开了先河。《黄帝内经·素问·至真要大论》曰："岁太阴在泉……湿淫所胜……民病饮积心痛。"并为肺心病痰饮心痛心肺相关给予了启示。《黄帝内经·素问·平人气象论》说："颈脉动，喘疾咳曰水。"同样叙述了肺心病与心衰、水肿喘咳的关系。而《黄帝内经·灵枢·胀论》说："肺胀者，虚满而喘咳。"首先提出肺气肿、肺心病前期的典型症状，《黄帝内经·灵枢·水胀》说："水与肤胀……其颈脉动，时咳……腹乃大，其水已成矣。"对肺心病心衰水肿有很大的启示。《黄帝内经》提出了"开鬼门（宣肺）、洁净府（利水）"的治法理论，对肺心病的治疗有重大启示。

《黄帝内经》首先提出"心咳"

《黄帝内经·素问·咳论》曰："心咳之状，咳则心痛……"表明咳嗽不仅与肺的关系密切，与心也密切相关，表明心与肺的关系，也指出了肺心病的病机。

《黄帝内经》首先提出"心胀"

《黄帝内经·素问·胀论》曰："夫心胀者，烦心短气，卧不安。"提示了肺心病心衰的典型症状。不管是心脏本身的病或是肺心病，一旦发展为心力衰竭，都会出现虚喘、短气等心肺功能不全的症状。

四 不同类型肺源性心脏病的辨证论治

痰壅气阻型

病机：痰壅闭于肺，致使肺失宣降，心肺不合。

症状：咳喘心悸，胸满气阻，舌淡苔腻，脉滑数。

治法：强心益肺，化痰降逆。

杨力验方

方用参麦涤痰汤加减。

人参 10 克　沙参 20 克　麦冬 10 克　茯苓 10 克　法半夏 10 克

陈皮 10 克　胆南星 10 克　天竺黄 10 克　苏子 10 克　杏仁 10 克

厚朴 10 克　甘草 6 克

痰瘀交阻型

病机：痰浊，瘀血停聚心脉，心脉痹阻，气血运行不畅。

症状：喘咳，心悸，主要特点是憋气、胸闷痛。

治法：益心气，豁痰利肺。

杨力验方

方用生脉饮合涤痰汤。

沙参 10 克　丹参 15 克　人参 10 克　麦冬 10 克　茯苓 10 克

法半夏 10 克　陈皮 10 克　胆南星 10 克　天竺黄 10 克　苏子 10 克

厚朴 10 克　杏仁 10 克　甘草 6 克

肾不纳气型

病机：久病咳喘，肺虚及肾，耗伤肾气，气不归元。

症状：心悸、气喘，呼多吸少，动则尤甚，四肢厥冷，舌淡，苔白润，脉细数无力。

治法：温肾纳气。

> **杨力验方**
>
> 方用四逆人参汤加蛤蚧麻杏陈汤。
>
> 制附子 15 克（先煎）　人参 10 克　蛤蚧粉 3 克（冲服）　炙麻黄 6 克
> 杏仁 10 克　麦冬 10 克　射干 10 克　前胡 10 克　桔梗 10 克　茯苓 10 克
> 陈皮 10 克　甘草 6 克

五　肺心病兼表证的论治

肺心病兼表虚证

病机：体表气虚，不耐风寒外邪。

症状：感受风寒，出现心悸气喘，发热恶寒，出汗乏力，舌质淡，苔薄白，脉浮紧。

治法：温肺散寒，解表平喘。

> **杨力验方**
>
> 方用参苏饮加减。
>
> 人参 10 克（或党参 30 克）　苏叶 10 克　麻黄 6 克　茯苓 10 克
> 法半夏 10 克　陈皮 10 克　杏仁 10 克　甘草 6 克

肺心病兼表寒证

病机：风寒袭表，累及心肺。

症状：恶寒无汗，喘咳心悸，舌淡苔白，脉浮紧。

治法：解表散寒，补益心肺。

> **杨力验方**
>
> 方用参附麻辛汤加味。
>
> 人参 10 克　制附子 15 克（先煎）　麻黄 6 克　细辛 3 克　杏仁 10 克
> 射干 10 克　厚朴 10 克　甘草 6 克

肺心病兼表热证

病机：风热袭表，累及心肺。

症状：发热，咳喘，心悸，乏力神惫，痰稠气壅，舌质红，苔黄，脉浮数无力。

治法：清热解表，益心肺。

杨力验方

方用参麦麻杏石甘汤。

西洋参10克　麦冬10克　麻黄6克　杏仁10克　生石膏10克
甘草6克

肺心病兼血瘀证

病机：气血瘀阻，心脉不通，肺气不宣。

症状：心悸憋气，咳喘痰阻，舌质青紫，唇绀，脉数偏涩。

治法：豁痰通气，化瘀行滞。

杨力验方

方用人参导痰汤或涤痰汤。

人参10克（单煎冲服）　沙参30克　丹参15克　桃仁10克
茯苓10克　法半夏10克　陈皮10克　胆南星10克　竹沥汁10克
杏仁10克　厚朴10克　甘草6克

六　肺心病合并证的论治

肺心病合并冠心病

病机：气血瘀阻，心肺失调，痰阻心络。

症状：除心悸气短之外，还兼发胸闷憋气，甚至胸痛。常见于中老年人。

治法：强心豁痰，宽胸益气。

方用瓜蒌薤白半夏汤合导痰汤。

瓜蒌 10 克　薤白 10 克　法半夏 10 克　茯苓 10 克　杏仁 10 克

陈皮 10 克　枳实 10 克　竹茹 10 克　甘草 6 克

肺心病合并高血压

病机：肝阳上亢，心脉不通，肺气不宣。

症状：除喘咳、心悸之外，还兼头晕。常见于老年人。

治法：滋肝肾之阴，平肝阳，化痰平喘。

方用半夏白术天麻汤合导痰汤。

法半夏 10 克　白术 10 克　天麻 10 克　茯苓 10 克　陈皮 10 克

枳实 10 克　竹茹 10 克　甘草 6 克

头涨者，加钩藤、生牡蛎。

七　肺源性心脏病的饮食调理

宜吃食物

白萝卜	白萝卜能够消积滞、化痰清热、下气宽中、解毒，可预防肺源性心脏病
百合	百合具有清心润肺的功效，可以止咳、止血、开胃、安神，适合肺源性心脏病患者食用
杏仁	杏仁具有祛痰止咳、润肺定喘、生津止渴的功效，常用于肺燥喘咳，适合肺源性心脏病患者食用
梨	梨有止咳化痰、清热降火、润肺祛燥等功效，尤其适合肺源性心脏病患者食用
去皮鸭肉	鸭肉具有清肺解热、滋阴养胃的功效，可用于治疗咳嗽痰少、咽喉干燥等症，对于肺源性心脏病有很好的食疗效果

慎吃食物

冰淇淋	冰淇淋中含有大量的糖，容易引发肥胖和糖尿病。另外，冰淇淋生冷刺激，不适合肠胃虚弱的肺源性心脏病患者食用
肥肉、油炸食物	肺源性心脏病患者食用过于油腻的食物易助湿、生痰，导致咳痰不畅、便秘和消化功能障碍
咸菜	咸菜中盐分含量较高，食用后容易使血容量增加，加重心脏负担，升高血压，所以伴有心功能不全的肺源性心脏病患者不宜食用

特效食谱

蜜蒸白萝卜：软化血管，保护心肺

〔材料〕白萝卜300克，枸杞子5克。

〔调料〕蜂蜜10克。

〔做法〕

① 将白萝卜洗净，去皮，切成片备用；取一个干净的蒸盘，放上切好的白萝卜片，摆好，再撒上洗净的枸杞子，待用。

② 蒸锅上火烧开，放入装有白萝卜片和枸杞子的蒸盘，用大火蒸约5分钟，至白萝卜熟透。

③ 取出蒸盘，趁热浇上蜂蜜即可。

川贝百合炖雪梨：滋阴润肺，止咳平喘

〔材料〕川贝10克，雪梨200克，百合30克。

〔调料〕冰糖10克。

〔做法〕

① 将雪梨洗净，去皮，切成小块；川贝、百合分别洗净。

② 锅中注入适量清水烧开，倒入雪梨块、川贝、百合，搅拌匀，烧开后用小火煮15分钟，至食材熟透。

③ 揭开盖，倒入冰糖拌匀，略煮片刻，至冰糖化即可。

荸荠玉米煲老鸭汤：养心，清肺热

〔材料〕去皮净老鸭 400 克，荸荠 100 克，鲜玉米 1 根。

〔调料〕盐 5 克，葱花、姜片各适量，香油、胡椒粉各少许。

〔做法〕

① 荸荠去皮，洗净；玉米洗净，剁成段；老鸭切块，入沸水焯去血水，捞出沥水。

② 煲锅置火上，加入适量清水煮沸，放入焯好的老鸭块、姜片，大火煮沸后改小火煲 40 分钟，放入玉米段、荸荠一同煲至熟，加盐、胡椒粉调味，撒上葱花，淋入香油即可。

八 肺源性心脏病的特效推拿方

按揉肺俞穴

〔取穴〕在上背部，第 3 胸椎棘突下，后正中线旁开 1.5 寸。

〔操作〕用两手的拇指或食、中二指轻轻按揉肺俞穴，每次 2 分钟。

〔功效〕增强呼吸功能，使肺的通气量、肺活量及耗氧量增加。

按揉心俞穴

〔取穴〕在上背部，第 5 胸椎棘突下，后正中线旁开 1.5 寸。

〔操作〕取俯卧位，双手同时操作，四指合拢做支撑点，用拇指指腹揉按心俞穴 3～5 分钟。

〔功效〕养心安神，调补气血。

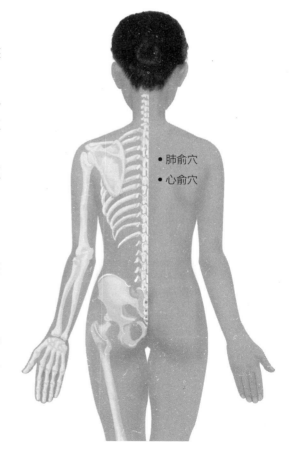

• 肺俞穴
• 心俞穴

按揉天突穴

〔取穴〕两锁骨内侧的凹陷处，胸骨
上窝中央的咽喉位置即是
天突穴。

〔操作〕用中指指端按揉天突穴
2～3分钟。尽量避免刺
激食管，手法应轻柔。

〔功效〕清咽利喉，宣通肺气。

掐按列缺穴

〔取穴〕腕掌侧远端横纹上1.5寸，
拇短伸肌腱与拇长展肌腱
之间。

〔操作〕用大拇指指尖掐按列缺穴
3～5分钟，以有酸胀感
为度，每天5～10次。

〔功效〕调节肺功能，调动肺经元
气，止咳化痰。

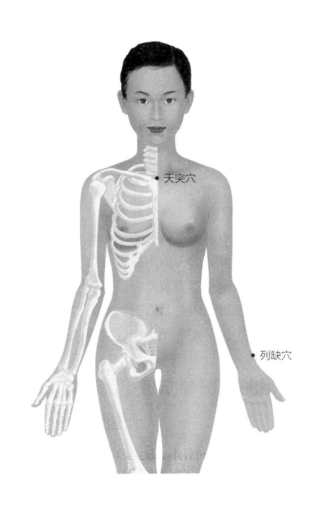

天突穴

列缺穴

九 肺源性心脏病患者的日常保健

冬季保养要注意

冬季气候寒冷，是肺心病容易复发或病情加重的季节，因此，肺源性心脏病患者做好保健对安全过冬尤其重要。

防止上呼吸道感染：肺源性心脏病急性发作多由上呼吸道感染诱发。因此，凡有肺源性心脏病或慢性支气管炎患者，都应严防上呼吸道感染。平时要加强锻炼，多到户外空气新鲜的环境进行呼吸运动，增加肺活量，增强机体免疫力。

保持呼吸道通畅：通气障碍是肺心病加重的主要因素。痰咳不出，会加重呼吸道阻塞，这时可吸入蒸汽有利于润湿呼吸道，稀释稠痰，以利咳出，或可用吸痰器不断将痰液吸出，保持呼吸道通畅。

要重视口腔健康

肺源性心脏病患者口腔中常有较多的有害细菌，会加大肺部感染的机会，导致肺源性心脏病的急性发作。因此，肺源性心脏病患者要注意保持口腔卫生。

坚持力所能及的运动，提高免疫力

肺源性心脏病患者要多锻炼身体，天气好的时候，要多进行户外活动，如散步、慢跑等，能锻炼膈肌功能，促进肺的吐故纳新，还可以养护心脏。

第七章　颈动脉斑块

一 病因及危害

颈动脉斑块是颈动脉粥样硬化的表现，好发于颈总动脉分叉处，目前认为与老年人缺血性脑卒中的发生密切相关。其引起缺血性脑卒中的机制可能为：斑块增大致颈动脉管径狭窄引起颅内低灌注，及斑块脱落形成栓子导致颅内动脉栓塞。临床上，多通过对颈动脉的狭窄程度及斑块的形态学测定来对颈动脉斑块进行评价，判断其危害性。

颈动脉斑块的形成与动脉粥样硬化相同，受多种因素影响。其中年龄 > 60 岁、男性、长期吸烟史、高血压史、糖尿病史及血脂异常史等是颈动脉斑块形成的危险因素。

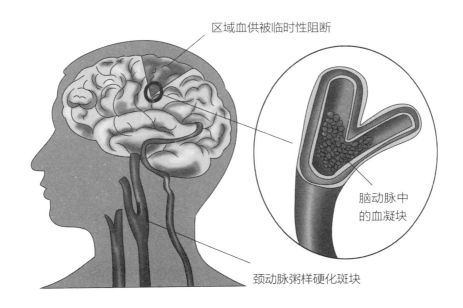

区域血供被临时性阻断

脑动脉中的血凝块

颈动脉粥样硬化斑块

二 表现症状

症状性颈动脉斑块

部分患者会产生短暂性的脑缺血发作，患者单侧肢体的感觉以及运动产生障碍，容易出现单眼失明或是失语，持续发病时间在数分钟，个别患者发病之后的 24 小时内完全恢复，发作之后查体，没有明确的阳性体征，影像学检查也查不到局灶性的病变。

无症状性颈动脉斑块

有较多此类型的患者没有任何的神经系统症状出现，或产生一些非特异性的表现，比如头痛、头晕、晕厥等。

颈动脉斑块重症可引起缺血性脑卒中、脑血栓、偏瘫等，一旦出现症状，请立刻去医院处理。

三 中医对颈动脉斑块的认识

得了颈动脉斑块不要惊慌，选择正确的治疗方式才是关键，对于不同的病症有不同的治疗首段，西医采用手术以扩张血管，提高血液供应，恢复器官组织的正常功能。或通过调节血脂预防出血内壁上出现新的斑块，抗血小板斑块能有效对抗动脉斑块的继发损害，防止在动脉斑块破裂后形成血栓，并且能够迅速去除斑块，解决狭隘问题。而中医采用"溶斑降浊通脉"的方法消除动脉斑块，清除血管硬化、血脂紊乱沉淀、血流黏稠缓慢、血管内皮损伤紊乱，内膜粗糙等动脉斑块形成内因，从而有效预防动脉斑块的再生。

四 不同类型颈动脉斑块的辨证论治

痰热壅盛型

病机：肺热生痰，阻滞心肺。

症状：头昏沉，身体困倦，胸闷，口苦，食欲不振，失眠多梦，大便粘腻。

治法：清热化痰，活血养血。

杨力验方

方用涤痰汤加减。

人参6克　茯苓10克　陈皮10克　石菖蒲10克　法半夏10克

竹茹10克　枳实10克　生姜10克　胆南星6克　甘草6克

三七粉3克（冲服）

痰湿壅盛型

病机：脾湿生痰，伤及肠胃。

症状：食欲不振，肠胃不适，身体乏力，便溏，舌苔厚。

治法：化痰利湿。

杨力验方

方用导痰汤合三仁汤加减。

法半夏10克　陈皮10克　茯苓10克　枳实10克　胆南星6克

甘草6克　薏仁30克　杏仁10克　白蔻仁10克　竹叶6克

瘀血阻络型

病机：瘀血阻滞，心脉不通。

症状：头晕，头刺痛，头皮麻木，视物模糊，活动不灵，面色暗沉。

治法：活血通脉，升清降浊。

杨力验方

方用血府逐瘀汤。

桃仁10克　红花6克　当归10克　川芎10克　白芍10克

生地15克　牛膝10克　枳壳10克　桔梗10克　赤芍10克

甘草6克　柴胡6克　党参20克　生三七粉3克（冲服）

气虚者加人参6～10克。

肝气郁结型

病机：肝气不舒，郁极生火。

症状：情志抑郁易怒，头胀疼，视物模糊，眼部分泌物多，眼红、眼干，耳鸣，食欲不佳，便秘。

治法：疏肝理气，清肝泻火。

杨力验方

方用柴胡疏肝汤合丹七饮加减。

柴胡 10 克　陈皮 10 克　川芎 10 克　香附 6 克　枳壳 10 克

芍药 10 克　甘草 6 克　丹参 15 克　生三七粉 3 克（冲服）

五 颈动脉斑块的饮食调理

宜吃食物

燕麦	燕麦有降低血清胆固醇的作用，防止过多胆固醇在动脉壁上沉积，进而预防动脉硬化
木耳	木耳能减少血液凝集，防止血栓形成，延缓动脉硬化的发生与发展，还能降脂
大蒜	大蒜中的大蒜素能防止高脂饮食所引起的血脂异常、高血压，并能消除沉积在血管壁上的脂质，可辅治动脉粥样硬化
山楂	山楂能降低血清胆固醇及甘油三酯，有效防治动脉粥样硬化，还能增加心肌收缩力，扩张冠状动脉血管
香蕉	香蕉含有丰富的钾，钾具有抗动脉硬化、降血压、保护心脏的作用
青椒	青椒富含丰富的维生素 C 和辣椒素，有助于防止动脉粥样硬化和血栓形成

慎吃食物

肥肉	肥肉中所含的油脂多为饱和脂肪酸，长期食用不仅会导致消化不良，还会与体内的胆固醇结合堆积在血管壁上，形成颈动脉斑块
咸菜	高盐食物会增大高血压的风险，高血压会加速颈动脉血管硬化
甜品	高糖食物可能引起血糖和胰岛素水平增高，增加诱发动脉粥样硬化的风险

特效食谱

凉拌燕麦面：降胆固醇，预防动脉硬化

〔材料〕燕麦粉 100 克，黄瓜 50 克。

〔调料〕香菜碎、蒜末、香油各适量，盐 2 克。

〔做法〕

① 燕麦粉加适量清水和成光滑的面团，醒发 20 分钟，擀成一大张薄面片，将面片切成细条，蘸干燕麦粉抓匀，抖开即成手擀面。

② 汤锅置火上，倒入适量清水烧沸，下手擀面煮熟，捞出；黄瓜洗净，去蒂，切丝。

③ 将黄瓜丝放在煮好的燕麦手擀面上，加入盐、香菜碎、蒜末、香油调味即可。

胡萝卜炒木耳：降血脂，预防血栓形成

〔材料〕胡萝卜 150 克，水发木耳 50 克。

〔调料〕葱段、姜丝、料酒、盐各适量。

〔做法〕

① 将胡萝卜洗净，去蒂，切成丝；水发木耳洗净，撕小朵。

② 锅中放少量油烧热，用葱段、姜丝爆香，烹入料酒，倒入胡萝卜丝、木耳煸炒，加少许清水，稍焖，待熟后用盐调味即可。

山楂粥：降胆固醇，扩张血管

〔材料〕大米 60 克，鲜山楂 40 克。

〔调料〕冰糖 5 克。

〔做法〕

① 鲜山楂洗净，去蒂去核；大米
淘洗干净，浸泡 30 分钟。

② 锅内放入山楂和适量清水煎取浓
汁，连带山楂倒入汤锅中，再加
适量清水烧开，下入大米煮至米
粒熟烂，加冰糖煮化即可。

六 颈动脉斑块的特效推拿方

按揉风池穴

〔取穴〕在颈部，当枕骨之下，胸
锁乳突肌与斜方肌上端之
间的凹陷处。

〔操作〕双手食指按揉风池穴 1 ~ 2
分钟，力度以产生酸胀感
为宜。

〔功效〕促进颈部气血流通，对调
血脂，改善颈动脉瘀阻效
果好。

按压肩井穴

〔取穴〕在肩胛区，第 7 颈椎棘突与
肩峰最外侧点连线的中点。

〔操作〕用食指和中指按压肩井穴
1 ~ 3 分钟，以有酸胀感
为度。

〔功效〕放松颈部肌肉，缓解颈动
脉斑块引起的颈肩不适。

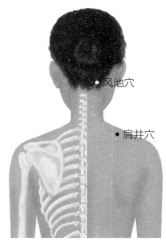

风池穴

肩井穴

七 颈动脉斑块患者的日常保健

养成健康饮食习惯

避免食用高脂肪或高胆固醇的食物，如动物内脏、猪油、人造奶油等。适当吃一些富含优质蛋白质的食物，如瘦肉和豆制品对健康是有好处的。可以吃一些新鲜的蔬果，其中含有丰富的维生素 C 和钾，维生素 C 能有效降低胆固醇，钾对血管有一定保护作用。

戒烟限酒

吸烟是引发颈动脉斑块的危险因素，要果断戒烟。长期过量饮酒（每日喝白酒≥100毫升）会加重颈动脉斑块的风险，所以饮酒要限量，而且要喝低度酒，建议最好戒酒。

改掉不健康的生活习惯

避免熬夜通宵，长时间久坐等，还要注意避免用脑过度，应该规律生活。

坚持低强度的有氧运动

平时进行一些有氧运动，对于改善血液循环和增强身体素质都有很好的作用，而且这种形式能有效预防身体发胖。如每天快走1万步，每周慢跑2～3次。

定期体检

颈动脉斑块虽小，却能反映人体的血管健康状态。有高血压、血脂异常、糖尿病、肥胖、抽烟、运动不足、工作压力大、高龄、有家族病史等人群，应该定期到正规医院进行颈动脉斑块的检测。若查出颈动脉斑块较大，首先应改善不良的生活方式，同时必须尽快治疗，以防心脑血管急性事件发生。

第八章　脑卒中

一 病因及危害

脑卒中又称"中风""脑血管意外"，是由于脑部血管突然破裂或因血管阻塞导致血液不能流入大脑而引起脑组织损伤的一组疾病，包括缺血性卒中和出血性卒中。缺血性卒中的发病率高于出血性卒中，占脑卒中总数的 60%～70%。颈内动脉和椎动脉闭塞和狭窄可引起缺血性脑卒中，年龄多在 40 岁以上，男性多于女性，严重者可引起死亡，其中出血性卒中的死亡率较高。

不同类型的脑卒中，治疗方式也不同。出血性脑卒中要马上到医院抢救；缺血性脑卒中要活血化瘀。高血压是导致脑卒中的重要可控危险因素，因此，降压治疗对预防卒中发病和复发尤为重要。

除了高血压，糖尿病、血脂异常、心脏病、下肢静脉血栓等都可能引发脑卒中。

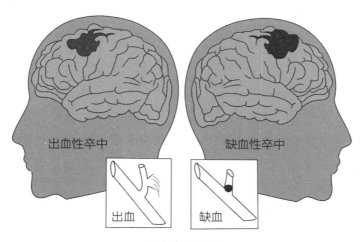

脑卒中有两种

血脂增高会让血液变得黏稠，血流缓慢，供应脑的血液量减少，加重动脉硬化的程度，增加患脑卒中的危险性。血糖增高会增加血液黏度，更容易导致脑血栓。有资料表明，糖尿病患者的发病年龄要提早10年，发病人数比血糖正常者高2~4倍。

二 表现症状

身体最早的麻痹症状是由于大脑对侧血管出现问题所致。大脑左侧的脑血管出现了问题，身体右侧的肢体就会出现麻痹症状。但如果后脑卒中，则两侧的肢体都会出现麻痹症状。这是因为，大脑的神经是在后脑部位交叉后延伸到身体里的。

有时候还能根据大脑中问题血管的位置，判断相应部位出现的功能障碍。比如，因为惯用右手的人语言中枢神经在左侧大脑里，所以有的人脑卒中之后不能说话，可判断问题出现在左侧大脑。

一侧的视力出现问题或看物体时有重影，是脑卒中的最早征兆。如果整个大脑的血管出现了问题，就会引起脑卒中多次复发，导致血管性痴呆，智力下降，甚至大小便不能自理等。

除了一侧的肢体出现麻木，有时候头痛、头晕的症状也提示脑卒中。如果突然出现了头痛的症状，应该去医院检查一下，以免造成难以挽回的后果。

三 中医对脑卒中的认识

《黄帝内经》不仅高度强调心血管病，而且十分重视脑血管病，尤其对脑卒中的论述极为精湛，还提示了五运六气对脑卒中的影响，从而把脑卒中防治上升到一个新高度。

运气同化、气化偏胜，易使脑血管发生卒中

1.三火相逢之年易发生脑卒中。三火相逢，即大运与司天之气、岁支

之气皆属火，如戊午年（如右图），则三火相逢，火热之气大胜，易发生出血性脑卒中。

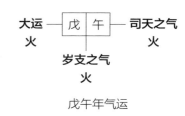

戊午年气运

2. 两寒相逢之年。两寒相逢，即大运与在泉之气皆为寒水，如丙子年（如下图）。两寒相遇，寒上加寒，脑血管易因寒凝泣，则易发生缺血性脑卒中。

3. 两风相叠加之年，易诱发脑卒中。两风相逢，风气偏胜，易致肝气犯脑而诱发脑卒中，如乙未年初之气为风主令，又逢乙亥厥阴风木加临，两风相加，风气偏胜，易诱发高血压脑卒中（多为出血性脑卒中）。

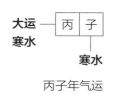

丙子年气运

胜复郁发对脑卒中的影响

胜复郁发（胜复，一年之中的相胜机制，先胜后复的相互关系；郁发，五运之气受到制胜而过度被抑制，则可郁极而发），对脑卒中有很大影响，如壬年，风气大胜，风气通于肝，肝阳上亢者易引发出血性脑卒中。正如《黄帝内经·灵枢·九宫八风》所说："有三虚而偏中于邪风矣，则为击仆偏枯。"指的就是虚邪贼风引动内风。

四 脑卒中的病因病机及临床启示

"阴虚阳亢"是脑卒中的重要病机

脑卒中与肝的关系十分密切，肝属木，肝木靠肾水滋养，肝肾阴虚、水不涵木，很容易导致阴虚阳亢而引发脑卒中。《黄帝内经》称此病机为"煎厥"，如《黄帝内经·素问·生气通天论》说："阳气者，烦劳则张（亢），精绝，辟积于夏，使人煎厥。"

临床启示：煎厥——阴虚阳亢。

治疗原则：滋养肝肾，平肝熄风。

方用杞菊地黄汤合建瓴汤加减。

枸杞子 15 克　菊花 6 克　生地 10 克　山茱萸 10 克　丹皮 10 克

泽泻 10 克　茯苓 10 克　桑葚 15 克　生牡蛎 15 克　天麻 10 克

白芍 10 克　牛膝 10 克　甘草 3 克

"气血逆乱"是脑卒中的重要病机

《黄帝内经》认为引起气血逆乱、气血上冲的重要原因是暴怒，暴怒可导致脑血管破裂，如《黄帝内经·素问·生气通天论》说："阳气者，大怒则形气绝，而血菀于上，使人薄厥。"

临床启示：薄厥——气血逆乱。

治疗原则：平肝熄风，引血下行。

杨力验方

方用镇肝熄风汤合羚角钩藤汤。

生赭石 20 克　羚羊角 1～3 克（另煎分冲）钩藤 15 克　白芍 15 克

生地 15 克　生牡蛎 30 克　牛膝 15 克　丹皮 10 克　天麻 15 克

甘草 3 克

"膏粱肥甘"是脑卒中的重要原因

《黄帝内经·素问·通评虚实论》："凡治消瘅，仆击，偏枯，痿厥，气满发逆，甘肥贵人，则高粱之疾也。"高粱，通膏粱，指出肥胖、饮食肥甘与脑卒中关系极为密切，对后世防治脑卒中产生了极大影响。

临床启示：仆击偏枯——肥甘膏粱。

治疗原则：化痰降浊。

杨力验方

方用黄连温胆汤合半夏白术天麻汤加减。

黄连 5 克　竹茹 10 克　天竺黄 10 克　法半夏 10 克　白术 10 克

天麻 10 克　茯苓 15 克　陈皮 10 克　生姜 3 片

五 脑卒中的饮食调理

宜吃食物

玉米	玉米中的油酸、亚油酸可降低高血压患者发生心肌梗死、脑卒中等疾病的风险
金针菇	金针菇高钾低钠，可保护血管，防止动脉壁受损，降低脑卒中发病的风险
芹菜	芹菜含有较多膳食纤维、钾等，可增加血管弹性，防止毛细血管破裂，降低脑卒中的发病率
西蓝花	西蓝花中的类黄酮能够阻止胆固醇氧化，防止血小板凝结，从而控制脑卒中的发生，改善脑卒中症状
三文鱼	三文鱼含有较多的 $\omega-3$ 脂肪酸，可有效降低血压，防止血栓，可改善脑卒中症状
醋	醋中的醋酸可抑制胆固醇的合成，扩张血管并维持血管弹性，促进胆固醇排泄，从而可以降血压，防治脑卒中

慎吃食物

奶油蛋糕	奶油蛋糕属肥甘甜腻之物，容易助火生痰，加重动脉硬化
辣椒	辣椒具有较强的刺激性，大量食用可使心率加快、血压升高，加重脑卒中症状
白酒	大量引用烈性酒，对血管有害无益。据调查，酗酒是引起脑中风的诱因之一

特效食谱

玉米面发糕：降低血液胆固醇浓度，保持血管弹性

〔材料〕面粉250克，玉米面100克，无核红枣30克，葡萄干15克，酵母4克。

〔做法〕

① 酵母温水化开，加面粉和玉米面揉成团，醒发，搓条，分割成剂子，分别搓圆按扁，擀成圆饼；红枣洗净，切片备用。

② 面饼放蒸屉上，撒红枣片，将第二张擀好的面饼覆盖在第一张上，再撒一层红枣片，将最后一张面饼放在最上层，分别摆红枣片和葡萄干。

③ 生坯放蒸锅中，醒发1小时，再开大火烧开，转中火蒸25分钟，凉凉后切块即可。

素炒金针菇：高钾低钠，保护血管

〔材料〕金针菇200克，水发木耳50克。

〔调料〕葱末、姜丝各5克，盐2克，高汤适量。

〔做法〕

① 金针菇洗净，去根；水发木耳洗净，撕小朵。

② 锅内倒油烧热，爆香葱末、姜丝，放木耳翻炒，下金针菇、盐、高汤翻炒至熟即可。

三文鱼蛋羹：调节血压，防止血栓

〔材料〕三文鱼50克，鸡蛋2个。

〔调料〕酱油5克，葱末、香菜末各少许。

〔做法〕

① 鸡蛋磕入碗中，加入50毫升清水打散；三文鱼洗净，切粒，倒入蛋液中，搅匀。

② 将蛋液放入蒸锅隔水蒸熟，取出，撒上葱末、香菜末，淋入酱油即可。

六 脑卒中的特效推拿方

按揉百会穴

〔取穴〕头顶部，两耳尖连线的中点处。

〔操作〕用中指按揉百会穴2分钟。

〔功效〕可促进脑部血液循环，减轻脑卒中后遗症。

捏揉合谷穴

〔取穴〕在手背，第1、2掌骨之间，约平第2掌骨中点处。

〔操作〕用食指、拇指夹住合谷穴捏揉，捏揉时缓缓呼气，吸气时手不要动。每侧捏揉2～3分钟。

〔功效〕合谷穴可疏经通络，畅通血脉。

揉按丰隆穴

〔取穴〕外膝眼和外踝尖线的中点，外踝尖上8寸，即是丰隆穴。

〔操作〕用拇指或食指指腹稍用力按揉丰隆穴1～3分钟，以有酸胀感为宜。

〔功效〕丰隆穴具有通经活络、补益气血、活血化瘀、醒脑安神等功效，可有效预防脑血管阻塞引发的脑卒中。

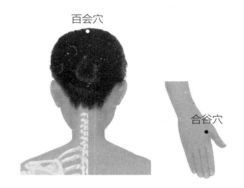

百会穴

合谷穴

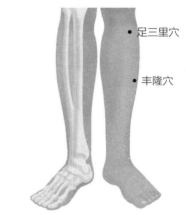

足三里穴

丰隆穴

按揉足三里穴

〔取穴〕在小腿前外侧，外膝眼下3寸，距胫骨前缘1横指（中指）处。

〔操作〕每天用大拇指按揉双侧足三里穴1次，每次按摩5～10分钟。因为小腿部皮肤较厚，力量可适当大些。

〔功效〕足三里穴是强身健体要穴，经常刺激还可以预防脑血管意外的发生。

七 脑卒中患者的日常保健

谨防清晨脑梗死的危险

清晨是脑梗死的高发时间，受生物钟的影响，人的血压和心率具有明显的昼夜波动性。人夜间入睡后，血压和心率会略有下降，血流速度也随之减慢，因此在清晨易发生脑梗死。

心脑血管患者应尽量避免晨练

可以把锻炼时间改为下午或傍晚，根据自己的身体情况选择力所能及的活动，切忌剧烈运动。

睡前尽量避免服用降压药

大多数降压药物服用后 2 小时药效最强，导致血压大幅度下降，加之夜间生理性血压偏低，易导致血流缓慢，脑组织供血不足，血液中的血小板、纤维蛋白原等容易黏附在血管壁内膜上，诱发脑血栓。

科学饮水

充足的水分有助于保持血管本身的弹性，防止废物在血管壁的沉淀，对防止血管疾病意义重大。

为促进血管内代谢废物的排出，人体每天应保证 2.5～3 升的饮水量。通常人通过蔬菜、饮食、水果等方式，可保证水的摄入量在 1 升左右，所以每天需饮水 1.5～2 升，最低不少于 1.5 升水，即我们平时喝的瓶装矿泉水约 3 瓶，但不能以饮料代替。

饮水最佳时间是两餐之间、夜间（指晚饭后 45 分钟至临睡前一段时间）和清晨（指起床后至早饭前 30 分钟这段时间）。白天其他时间适当增加饮水量，少量多次比较好。

6：30
早起1杯水，
帮助排毒

9：00~10：00
促进血液循环，
振奋精神

11：00
补充水分，
放松神经

13：00
饭后半小时1杯
水，帮助消化

15：00
帮助消除
疲劳感

17：00~18：00
增加饱腹感，防止
晚饭过量

19：00
帮助消化

21：00
睡 前1杯水，
补充夜间需要

2个小动作，改善脑卒中后遗症

常咬牙切齿

方法：上下牙齿对合之后，一紧一松地咬合，咬紧时用力，放松时也互不离开。

该动作能使头部、颈部的血管随着肌肉运动一收一缩，有助于保持血管弹性，加快血液循环。

抬高脚

方法：休息时，可将两腿高高抬起放在椅子上数分钟。

双腿抬起高于心脏后，脚和腿部的血液会回流到肺部和心脏，可以养护心脏。